我家宝贝爱按摩

把按摩变成宝宝与妈妈的专享时光

编／北京西苑医院儿科主任　李荣辉
北京西苑医院中医按摩科副主任　郑信团

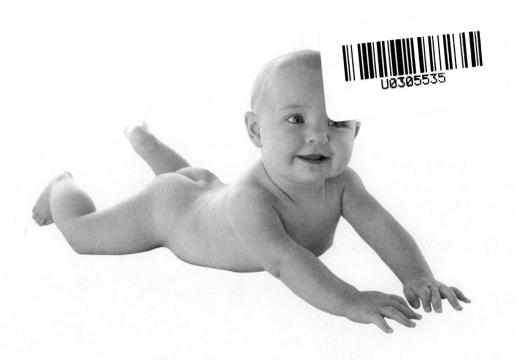

U0305535

中国纺织出版社

图书在版编目（CIP）数据

我家宝贝爱按摩 / 李荣辉，郑信团编著. —北京：
中国纺织出版社，2013.1
　ISBN 978-7-5064-9267-6

　I. ①我… 　II. ①李… 　②郑… 　III. ①婴幼儿—按摩
—基本知识 　IV. ①R174

中国版本图书馆CIP数据核字（2012）第313396号

责任编辑：樊雅莉 　特约编辑：陈　娟 　责任印制：刘　强
装帧设计：北京天元晟然文化发展有限公司

中国纺织出版社出版发行
地址：北京东直门南大街6号 　邮政编码：100027
邮购电话：010—64168110 　传真：010—64168231
http:// www.c-textilep.com
E-mail: faxing@c-textilep.com
三河汇鑫印务有限公司印刷 　各地新华书店经销
2013年1月第1版第1次印刷
开本：635×965 　1/12 　印张：23
字数：280千字 　定价：36.00元

前　言

把保健按摩变成孩子每天的"必修课"

作为一名儿科大夫，我的最大心愿就是让孩子身心健康地成长，尽量不生病或少生病；即使生了病，也尽量不用药或少用药就把病治好。近年来，越来越多的孩子进行预防接种，新的疫苗也不断出现，但是看病难、看病贵仍然是个老大难的问题。该怎么解决这个难题呢？平时多锻炼、多预防、少生病，这是最根本的办法。一旦孩子生病，尤其是常见病、多发病，如果能在社区、家庭就近解决，一方面不用挤大医院，另一方面又能省一大笔医药费，也是个好办法。

中医自古以来就十分重视养生保健，少儿按摩作为传统医学的重要组成部分，对促进孩子健康、防治孩子常见病，疗效十分显著。少儿按摩还有着简便易行的优点。因其无扎针服药之苦，又无须更多的花费，故受到历代儿科医家的重视，也深受家长的欢迎。近年来，该疗法在国外也逐渐被推广运用。

现在书店里的按摩书籍，大多以成人为主。由于孩子与成人在生理、病理以及形体方面均有不同，所患疾病也有差异，所以在穴位选择和按摩手法上有着极大的差别。对家长来说，还有一个烦恼也不得不提，那就是，孩子尤其是婴儿，在医院进行推拿时，常常又哭又闹，不能配合医生进行治疗。如果家长懂得孩子生长发育的特点，同时掌握了少儿常见疾病的按摩方法，这样孩子既能在熟悉的环境中接受按摩治疗，又能增加与父母的亲密接触，对他们的身心健康和智力发育都有非常大的好处，实在是一举多得的好事。

这本《我家宝贝爱按摩》就是想达到上述几个目的。如果家长能在本书的指导下，把保健按摩变成孩子每天的"必修课"，孩子少生几次病，家长少跑几次医院，那我们的目标就达到了。

本书还有3个特点：一是语言通俗易懂。全书没有医学书让人看不懂的术语堆积，而是用大家一看就明白的语言，把有关儿童按摩方方面面的事情说清楚，让没有医学背景的家长容易掌握和操作。二是内容丰富翔实。书中除了介绍儿童按摩的常用手法、常用穴位的定位与功效、常见病症的按摩治疗外，还重点介绍了保健按摩及早产儿、新生儿的按摩方法，这是其他推拿书籍很少涉及的部分。三是书中各章节正文后的"小贴士"，既是每一章节医治手法的"画龙点睛"之笔，又是指导家长掌握居家治疗与前往医院诊治的关键，从而避免了孩子病情变化而延误治疗的危险。在各章节的"知道更多"部分，还对患病孩子在起居、膳食、食疗等方面进行了介绍，让家长们获得更全面的知识。

本书不仅是家长掌握孩子健康的实用指南，也适合儿科医生、社区医生参考阅读。

祝愿孩子们少生病、不生病，健康快乐每一天！

中国中医科学院西苑医院　李荣辉

2011年10月于北京

目 录
Contents

疾病治疗篇

不药而愈的治疗才最适合宝贝。

附录

小儿推拿常用穴位和功效

准备篇

宝贝，你的健康是我们最大的幸福。

按摩，宝宝健康的传统武器 第一章

很久很久以前，就出现了按摩——

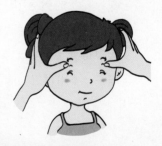

按摩是一种古老的康复治疗方式，在人类诞生之初，便已出现了按摩手法的雏形。在中国，对按摩治疗的文字记载可以追溯到炎黄五帝时期。小儿推拿作为按摩的分支，在中国也有着很久的发展历史。明清时期就有了小儿推拿方面的成熟著作，如明代的《小儿按摩经》，它的成书开启了中国小儿推拿的新纪元，直到现在，它仍被很多小儿推拿医师借鉴使用。本书的不少按摩手法也来源于明代的这本小儿按摩经典著作。

现在很多家长也逐渐认识到了小儿推拿按摩的重要性，有些家长甚至已经开始了这方面的尝试。不少患儿家长在我的指导下，把给孩子做保健按摩变成了每天的"必修课"，宝宝也从中得到了好处，身体抵抗力增强了许多，不用再三天两头跑医院打吊针，身高和智力也比一般的宝宝发育得好。

按摩有助于增强宝宝的抵抗力，减少生病；有助于促进宝宝的睡眠，提高睡眠质量；有助于平复宝宝的情绪，减少哭闹现象的发生；有助于促进亲子感情，满足宝宝对皮肤接触的需要；有助于加快宝宝的心理发育，提高宝宝对外界的认知和感受；还有助于促进先天性或慢性疾病的康复及治疗。

因此，除了一些急症、大病不能耽搁，得赶紧上医院诊治之外，宝宝平时的一些小毛病，都可以通过按摩来解决。可以肯定地说，宝宝按摩有百利而无一害，每位家长都应该学个一招半式，坚持给宝宝做保健按摩，让宝宝健健康康地成长。同时还应该掌握一些宝宝常见病的按摩手法，在第一时间解除宝宝病痛，还免除了医院挂号、排队之苦，何乐而不为。

给宝宝按摩，要点要牢记

第二章

宝贝，但愿你记得我们每一次爱的抚摸——

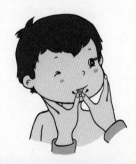

所有年龄段的宝宝都可以享受按摩

经常听到有朋友问：既然小儿推拿按摩有这么多的好处，那多大的宝宝才适合按摩呢？其实，宝宝从出生开始就可以进行按摩，只是在按摩手法和部位上有些区别。

新生儿的按摩

新生儿刚刚脱离母体，皮肤和其他机体组织比较娇嫩柔软，非常脆弱，如果护理不好极易出现干燥、发炎、瘙痒等症状，所以需要一些按摩抚触的方法，来呵护宝宝的成长。

对于新生宝宝来说，护理的重点在于调理五脏功能，增强抵抗力，提高眼睛、耳朵的灵敏度。按摩过程中，应该采取最轻柔的手法、最和缓的节奏。同时，家长还要确保手上没有任何异物，以免划伤宝宝的皮肤。

满月到 1 岁宝宝的按摩

满月后的宝宝生长、发育比较快，做按摩较新生儿更容易些。

4～6个月的宝宝已经可以添加辅食，脾胃的负担开始增加，身体发育的速度加快。不过这一时期的宝宝皮肤仍然很娇嫩脆弱，需要加强呵护。

这一时期的按摩重在调和脾胃、促进身体生长，提高宝宝抵抗力。如果宝宝有夜啼、惊吓现象，可适当增加一些安神的按摩手法。

按摩时手法要轻柔和缓，时间可以长一些，也可以加强一点力度。

1～3 岁宝宝的按摩

这一时期的宝宝已经能够自由活动，不再像以前那么安静，给他长时间按摩的机会也少了很多。随着宝宝运动量的加大，肌肉组织和外表皮肤受伤的风险也有所增加。宝宝的活动范围大了，也增加了感染疾病的风险。

这一时期的按摩重在缓解身体疲劳、增强抵抗力、促进身体生长。宝宝的大脑在快速发育，可以适当增加安神益脑的按摩手法。

按摩时，手法要力度适中，节奏和穴位选择也较之前有所加快和增多，按摩的时间也要相应延长。可在宝宝沐浴后或睡前进行按摩，这时候宝宝比较安静，易于家长操作。

3岁以上宝宝的按摩

3岁以上的宝宝大多上了幼儿园，活动增多，无论身体还是心理都与之前很不同，想法也多了。

这个阶段的按摩，要适当地为宝宝减压，促进宝宝身心健康成长。同时，要继续按摩以增强宝宝抵抗力、促进宝宝成长、调和宝宝五脏。

按摩力度要较之前重些，时间和强度也较之前要有提升。可选择在宝宝放学或外出归来进行按摩，也可在沐浴后或睡前按摩。按摩的内容可根据宝宝的身体情况有所增加。

生病的宝宝更应按摩

有些家长认为，宝宝生病了，身心不在状态，所以不忍心再按摩推拿。这种想法可以理解，但他们小看了按摩推拿的作用。

按摩推拿不仅可以保健，更可以治病，甚至还有其他医疗手段无法达到的功效。所以，宝宝一旦生病，更应该加强按摩推拿，以促进病情好转。

在具体操作时，可以根据宝宝的病症选择相应的按摩手法。本书介绍了多种常见小儿病症的按摩手法，希望能对广大家长有所帮助。

 # 9种不适合为宝宝按摩的情形

1. 宝宝过于饥饿或吃得过饱时。

2. 宝宝的情绪不好，或者情绪低落时。

3. 宝宝哭闹时。

4. 家长情绪不好，或者正在和宝宝闹情绪时。

5. 房间温度低于20℃时。

6. 周围环境非常混乱、声音嘈杂时。

7. 家长双手过冷或过热时。

8. 宝宝患有传染性皮肤病或皮肤红肿时。

9. 宝宝患有血液病或有出血倾向时。

 给宝宝按摩需谨慎

为了帮助大家更好地为宝宝进行按摩，有几点要提醒大家。

1. 按摩时间不宜过长，20分钟左右即可。

2. 由于宝宝皮肤娇嫩，按摩手法要轻柔，不能过重，要注意掌握好节奏。

3. 按摩时要多与宝宝沟通，为宝宝创造一个和谐的氛围，使其配合按摩。

4. 按摩时，家长和宝宝都要心情放松。

5. 要找准穴位，手法正确。

6. 按摩时家长手上不要佩戴戒指等异物，以免弄伤宝宝皮肤。

7. 按摩力度、按摩时间、穴位或部位的数量要根据宝宝的适应性来确定。

8. 按摩过程中，尽量不要使用介质。如果使用，切记不要让按摩介质误入宝宝的眼睛或嘴里。

9. 如果宝宝按摩后有出汗现象，应注意避风和及时擦干，以免着凉。

10. 如果在室外进行按摩，最好选择避风的地方，以免宝宝着凉。还要确保安全，以免有宠物、昆虫、外人打扰。

11. 宝宝身患慢性病时，按摩治疗的周期可能比较长，家长要有耐心，因为疗效贵在坚持。

第三章

一学就会的按摩手法与一目了然的按摩程序

怀着对宝贝深深的爱，一切都变得简单起来——

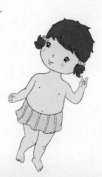

 按摩前准备

在做按摩前，我们需要做一些必要的准备工作。

012

1. 家长要事先规划好按摩的前后顺序以及将要采用的体位和姿势，以免来回变换体位和姿势，影响宝宝的情绪。

2. 可以放一些轻柔的乐曲，让宝宝放松。

3. 在屋内摆放一些绿色植物，以净化空气、美化环境，让宝宝更乐意配合按摩。

4. 做按摩前准备纯净水、果汁、茶水等饮品。在按摩过程中，宝宝可能会口渴，应在按摩后补充水分。

5. 预备好毛巾、尿布、手纸、替换的衣物等东西。宝宝按摩时可能出汗，或出现大小便等状况，提前准备好了，免得到时手忙脚乱。毛巾最好为纯棉质地，柔和，能吸汗。

6. 如果按摩在床上做，可以铺上比较柔和的毯子或床单，要避免床上用品的纤维、毛等刺激宝宝。

7. 如果需要按摩油等按摩介质，需提前准备好。

8. 家长事先检查自己的双手，确保双手没有异物、指甲的长度不会划伤宝宝。在按摩前洗净双手。如果手部的皮肤略显粗糙，可以涂一些按摩油。如果手掌过冷，可在手心涂一些按摩油，搓热后再给宝宝按摩。

常用的按摩手法

宝宝病症及穴位的特点不同，按摩的手法也不同，主要分为按法、摩法、掐法、揉法、推法、捏法、搓法等。

按 法

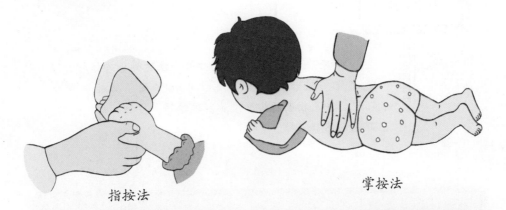

指按法　　　　　　　　　掌按法

　　将拇指指尖、指纹面、掌根或掌心，放在穴位或某个指定部位上，逐渐用力按压。给宝宝按摩时，常用拇指螺纹面或中指指端、手掌按压。指按常用于全身穴位，掌按常用于胸部、背部、腹部等面积较宽而平坦的部位。

摩 法

摩法可分为指摩法和掌摩法。中医认为顺时针摩动为补，逆时针摩动为泻；缓缓摩动为补，快速摩动为泻。

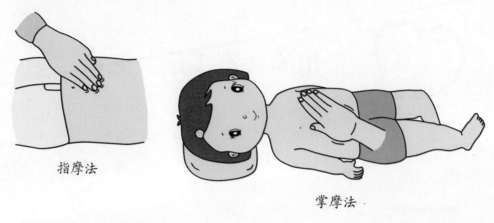

指摩法

掌摩法

014

小贴士

所谓"补"，即用相应的按摩手法达到振作精神，促进消化、吸收，增强体质，补养气血等功能。所谓"泻"，即用相应的按摩手法实现镇静、安神、舒缓情绪、疏通经络等目标。

指摩法：将食指、中指、无名指等指纹面放在穴位或某特定部位上，沿顺时针方向或逆时针方向旋转抚摩。

掌摩法：将掌心放在穴位或特定部位上，沿顺时针或逆时针方向旋转抚摩。

掐 法

将拇指或食指、中指指甲放在穴位或某特定穴位，用力掐入，以不掐破皮肤为宜。掐法是刺激性较强的手法之一，常用于点刺穴位，如掐合谷穴。掐完之后要继续用拇指揉，以减缓宝宝的不适。

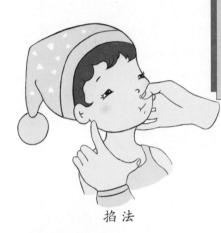

掐法

揉 法

揉法常与按法合用，称为按揉。可分为：指揉法、掌揉法、鱼际揉法等。

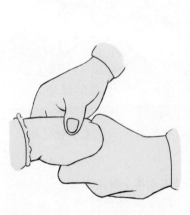

拇指揉法

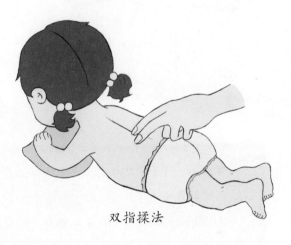

双指揉法

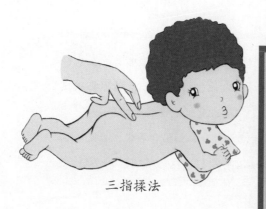

三指揉法

指揉法：将拇指或中指指纹面吸定在穴位或某个特定部位上，沿顺时针或逆时针方向做旋转揉动，叫"单指揉"，常用于全身各部穴位。用食指、中指揉一处或分揉两穴，叫"双指揉"。用食指、中指、无名指三指同揉一处或分揉三穴，叫"三指揉"。"双指揉"和"三指揉"常用于胸腹腰背处。

掌揉法

鱼际揉法

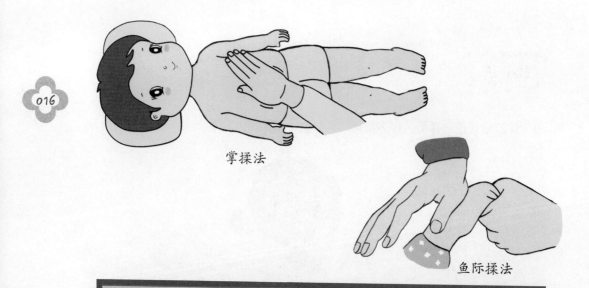

掌揉法：用手掌掌根大、小鱼际部位着力，吸定在穴位或某个特定部位上，沿顺时针或逆时针方向做旋转揉动。

鱼际揉法：用手掌部大鱼际着力，吸定在穴位或某个特定部位上，沿顺时针或逆时针方向做旋转揉动。

推 法

推法可分为直推法、分推法、旋推法等。

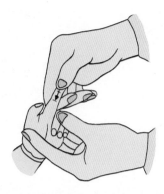

直推法

直推法：用拇指指纹面或桡侧面，或食指、中指指纹面，或将掌根置于穴位或经络上，沿直线向前推动。旋推为补，直推为清、为泻。直推的速度，每分钟60～120次，常用于"线"状穴位，如"开天门"、"推三关"等。

017

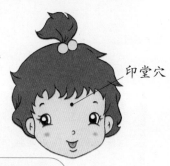

印堂穴

小贴士

线状穴位即呈线状分布的穴位。如上文所提"开天门"中的"天门穴"即为位于两眉中（印堂）至前发际的一条直线。

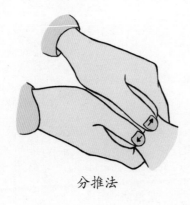

分推法

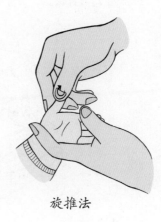

旋推法

小贴士

"面状"穴位即呈面状分布的穴位，"旋推脾经"中的"脾经"即为宝宝拇指末节的螺纹面，肺经和肾经即为宝宝无名指和小指末节的螺纹面。

分推法：用双手拇指指纹面或用食、中指指纹面放在穴位中间或某部位中点，然后向两侧方向推动。因向左右分向推动，故又被称为分阴阳。

旋推法：将拇指指纹面放在穴位或某部位上，做螺旋状推动。中医认为，旋推有"补"的功效。旋推主要用于手部"面状"穴位，如旋推脾经、肺经、肾经等。

捏 法

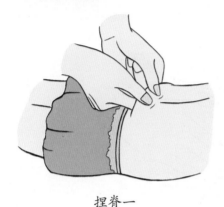

捏脊一

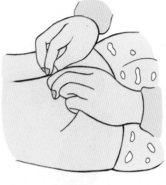

捏脊二

小贴士

019

　　捏脊即用捏法提捏宝宝的脊部。捏法一：捏脊时，食指屈曲，用食指中节桡侧缘顶住皮肤，拇指前推，两指同力提捏肌肤，双手交替捻动向前推行。捏法二：用拇指桡侧缘顶住皮肤，食、中两指前按，三指同时用力提捏肌肤，双手交替捻动向前推行，俗称"翻皮肤"。捏脊主治疳积，这种方法还能够通调脏腑、强健身体和防治多种病症，可长期坚持给宝宝做。

　　捏脊是用拇指、食指、中指三指拿捏穴位或特定部位，一紧一松进行。通常是由下而上，先捏脊3遍，第4遍捏脊时每捏3次，将肌肤捏住向上提拉一次，称"捏三提一"法。比如宝宝吃多了，积了食火，每天睡前可以为宝宝捏捏脊，清清心经、去去火，是一种未病先防的做法。

搓 法

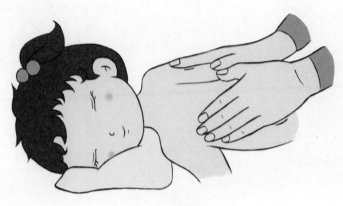

搓法

　　双手手掌心相对用力，夹住某特定部位，双手交替或同时用力搓动，并同时做上下往返的移动；或用双掌面小鱼际夹住某部位搓揉；或用单掌贴于某部位做单向摩挲。搓法常用于腰背、胁肋及四肢部位，具有调和气血、疏通脉络、放松肌肉的作用。

拿 法

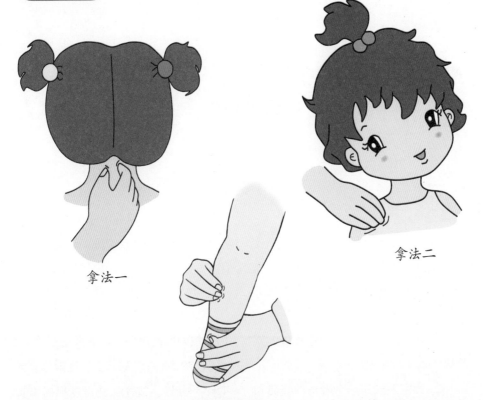

拿法一

拿法二

拿法三

　　用大拇指和食指、中指，或用大拇指和其余四指做对称用力，提捏一定部位和穴位，进行一紧一松的提捏；或用双手拇指指端对称用力按压某穴位；或用一手拇指、食指指端对称用力提捏某穴位。

　　拿法动作要缓和而有连贯性，不要断断续续。力度要由轻到重，不可突然用力。

　　拿法刺激性较强，常常配合其他手法应用于颈项、肩部、四肢等处的穴位和肌肉较丰满的部位，有益神通散的作用。

给宝宝按摩的一般顺序和手法

少儿按摩有一套基本的顺序和做法，家长如果有时间可以全做；如果时间不够，只选其中的一部分，有针对性地做也可以。

给宝宝按摩的前后顺序：

1. 检查准备的东西是否齐备，如果缺什么及时补全。

2. 为宝宝安排一个舒适的姿势和体位，确保宝宝在被按摩过程中不会产生不适。

3. 待宝宝安静后，先从宝宝的头部开始做按摩，接下来依次为胸、腹、手、胳膊、腿、脚和背部。如果所做按摩为局部而非全身，则按照相关按摩的要求进行，不过大体还是参照上述顺序来做。

4. 如果宝宝从未做过按摩，开始时可做的时间短些，以后再逐渐延长。可以先从5分钟开始，之后逐渐延长至15～30分钟。按摩次数可以根据家长和宝宝的时间安排而定，一日1～2次即可。保健按摩可以时间短些，治疗按摩时间可稍长些。

5. 按摩做完后，家长可用事先准备好的毛巾擦拭宝宝的身体，然后为宝宝穿好衣服。

6. 按摩后的最佳状态为宝宝表情愉悦，小宝宝无哭闹、吐奶现象发生，面部红润、精神好。

不同部位的按摩：

1.脸部按摩

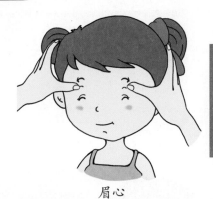

眉心

第一节：将双手拇指指纹面放在宝宝眉心部位，然后由中心向两侧沿眉毛走向滑动。

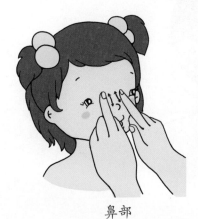

鼻部

第二节：用中指指纹面快速搓擦宝宝鼻翼两侧。

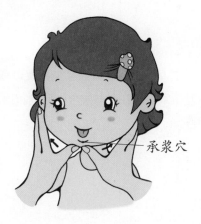

承浆穴

第三节：先用双手拇指轻揉宝宝面部，再用拇指点按承浆穴。

023

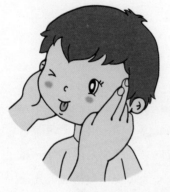

前额

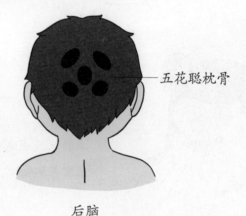

第四节：四指并拢，用手指指纹面从宝宝前额发际处轻抚至后脑枕骨隆突处（后脑勺最突出的地方），停留片刻，重复做。

五花聪枕骨

后脑

　　以上方法可有效增强宝宝头面口鼻部气血运行，可预防头痛、近视和感冒。按摩时，家长要注意与宝宝之间的语言和眼神交流，要努力让宝宝心情放松、乐于配合。

2.胸腹部按摩

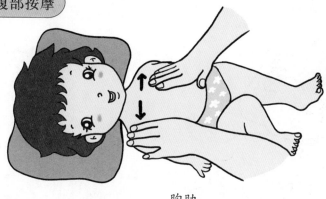

胸肋

第一节：宝宝仰卧，家长将双手分别从宝宝胸部中间向两侧轻轻推按，止于肩部及两肋。

第二节：宝宝仰卧，家长将手掌心放在宝宝脐部，沿顺时针方向，旋转按揉1分钟，再逆时针方向揉1分钟。然后由宝宝脐部分别向两侧做分推，约4～6次。

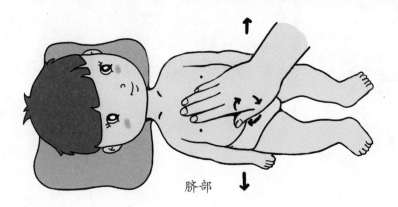

脐部

以上方法可促进宝宝呼吸顺畅，对宝宝消化不良等有一定的效果。

3.手足四肢按摩

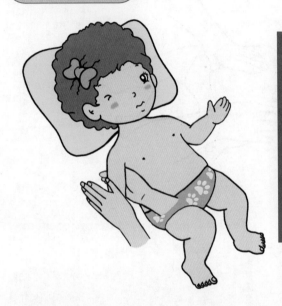

第一节：宝宝保持仰卧，家长分别握住宝宝的两只胳膊，从其肩部往手掌方向轻轻按捏。然后用双手抓住宝宝一只手臂，沿其腋窝到手腕轻搓，接着按摩另一只手臂。腿部按摩方法与手臂相同。

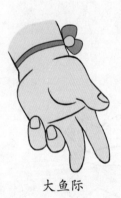

大鱼际

第二节：用拇指指纹面按揉宝宝的板门（大鱼际），然后轻捏宝宝的手指，再轻捏涌泉穴或擦脚掌。

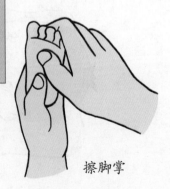

擦脚掌

以上方法可有效促进宝宝的血液循环，增强宝宝免疫力和手指的灵活度。

4.背部按摩

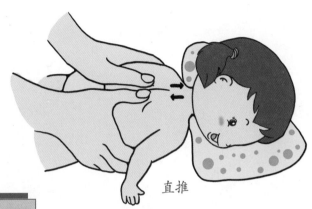

直推

第一节：宝宝俯卧，家长沿宝宝脊柱两侧上下往返做直推，起于大椎两侧，止于骶尾部，做3~5次。

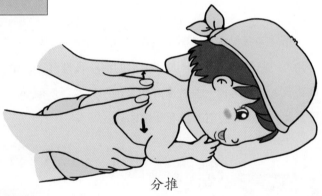

分推

第二节：宝宝俯卧，家长双手沿脊柱分别向身体外侧做分推，自中心向两边。

按摩时，家长应注意保持宝宝的呼吸顺畅。在宝宝趴下前，要清理好床上物品，避免硌到宝宝或影响呼吸。

027

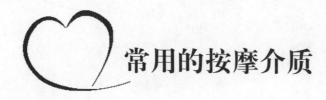

常用的按摩介质

给宝宝做保健按摩时，不能用有刺激性的按摩介质，最好的介质是香油（芝麻油），或者直接蘸水，儿童专用的润肤乳也可以。给宝宝治疗时，为了提高按摩功效，可以选择一些按摩介质来辅助按摩。下面介绍一些小儿按摩中经常用到的辅助介质，希望对家长有所帮助。

生姜汁

常用于风寒感冒、胃寒呕吐、腹痛、腹泻等的按摩，有祛风散寒、发汗解表、温中健胃、帮助消化等功效。

制作方法：

新鲜生姜适量，洗净后切碎、捣烂，取纯净汁液备用。

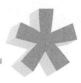

葱 白 汁

常用于风寒感冒（轻症）、因寒凝气滞所导致的小便不利等症状的按摩，有发汗解表、散寒通阳等功效。

制作方法：

新鲜葱白适量，去除杂质后切碎、捣烂，取纯净汁液备用。

冬青膏（医院有售）

常用于跌打损伤引起的肿胀、疼痛，以及陈旧性损伤和寒性痛症等的按摩治疗，有消肿止痛、祛风散寒等功效。

制作方法：

冬绿油（水杨酸甲酯）与凡士林按照1：5的比例混合调匀后，装入瓶中备用。

鸡 蛋 清

常用于消化不良、热性病，或久病后期烦躁失眠、手足心热等病症的按摩治疗，有清热除烦、消积导滞等功效。

制作方法：

新鲜生鸡蛋若干，在鸡蛋上用硬物或尖锐器物敲一小洞，将蛋清倒出后即可使用。注意：应现用现倒，以免蛋清变质。

029

薄 荷 水

常用于风热感冒或风热上犯所致的头痛、目赤、咽痛等，或痘疹初期隐隐不透，或麻疹将出之际的按摩，有疏散风热、清利头目等功效。

制作方法：

将新鲜薄荷叶浸泡在适量的开水中，加盖存放8个小时后，提取纯净汁液即可使用。

滑 石 粉

常用于婴幼儿及皮肤娇嫩宝宝的按摩，有润滑皮肤、干燥除湿等功效。

制作方法：

可购买医用滑石粉，如果没有可用爽身粉代替。如果宝宝对这两种介质有过敏史，要禁用。

除上面几种按摩介质，还可以选用各种花草精油、橄榄油、风油精、肉桂液等。只是使用前一定要了解这些介质的药性和疗效，以免发生错用或过敏现象。

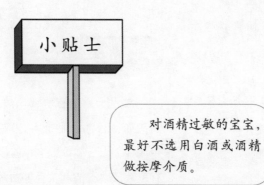

小贴士

对酒精过敏的宝宝，最好不选用白酒或酒精做按摩介质。

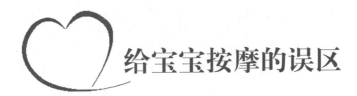

给宝宝按摩的误区

误区一：必须先向专业人员学习，合格以后才能给宝宝按摩。

这样的想法未免有些保守。跟着专业人员学习，会让操作更加精准和有效，但并不意味着不跟他们学，大家就不能给宝宝按摩。只要家长平日细心琢磨，多翻看相关书籍，多实践，也能掌握按摩的诀窍。

误区二：必须在固定的某一时刻给宝宝按摩。

实际上，给宝宝按摩是一个随机性很强的保健方法，只要条件允许，家长随时随地都可以进行按摩，只是要注意合适的按摩手法。

误区三：按摩要按照从头到脚的顺序，不能半途而废。

按摩有一定的顺序，但并不苛刻，

有些按摩还是可以分开来做的。长期坚持按照顺序按摩固然好，但有些治疗作用的按摩手法，只要病好了就可以停止，接下来可以再做些保健按摩，并不是说中断之后就不起作用了。

误区四：按摩可以包治百病。

按摩用得好，确实可以治好一些疾病，但不是对全部疾病有效。所以，如果宝宝生了病，还是要及时到医院就诊。在咨询医生后，可适当采用一些按摩手法进行辅助治疗。

误区五：自己从来没有给宝宝按摩过，现在宝宝已经过了婴儿期，一切都晚了。

按摩不分年龄，并不是之前没做过现在就不能做。只要您想您愿意，您就可以为宝宝进行推拿按摩。

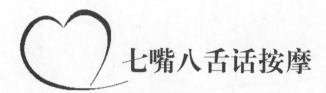

七嘴八舌话按摩

032

1. 冬天给宝宝做按摩一定要脱衣服吗?

要根据具体的按摩手法而定。如果是头部、四肢、手足按摩,一般不需要脱衣服,只要保障衣服宽松舒适即可。如果是胸腹部或背部按摩,在室内温度在23℃左右时,可以穿一件薄的贴身衣服。或者把手伸到宝宝衣服里面进行按摩,并不一定要脱衣服。

2. 宝宝穿着衣服做按摩效果是不是不好?

要根据具体的按摩手法和所取穴位而定。如果为四肢按摩,只要衣服不是太厚,影响不是很大。胸腹部或背部按摩如果隔着衣服进行,效果可能就要打些折扣,但只要衣服不是很厚,影响不会很明显。家长也可把手伸进宝宝的衣服里按揉。

3. 按摩时,宝宝哭闹怎么办?

家长可以先停止按摩,及时排除哭闹的原因,待宝宝情绪好转后继续按摩。如果宝宝情绪无法好转,那就停止按摩,选宝宝情绪比较好的时候进行。

4. 宝宝睡觉时按摩和清醒时按摩,效果一样吗?

一般来说差别不大,但是最好不要在宝宝睡觉时按摩,以免影响宝宝睡眠。

5. 按摩时一定要用按摩介质吗?

没有这个硬性要求。家长可根据实际情况选择用或不用,具体要看宝宝的接受程度。如果宝宝对按摩介质过敏,则最好不用。

6. 为什么不要选择太香的按摩油?

一般来说,香味太重的按摩油,刺激性也比较大,容易引起宝宝亢奋或其他不良反应。所以最好不要选择香味过大的按摩油。

日常保健篇

初为父母，我们能给宝贝最好的礼物
就是奠定他们一生强壮体质的基础。

日常按摩，预防疾病不放松

第一章

让我们的天使健康快乐地成长——

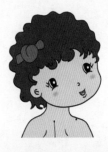

感冒预防不麻烦

　　感冒是宝宝一生中遇到的最多的疾病之一，让很多家长烦恼不已。有没有什么办法提高宝宝对感冒的抵抗力？除了注意饮食调理、衣被增减等生活起居细节外，这里重点为大家介绍有效预防感冒的按摩手法。

1.按摩耳廓

　　宝宝的耳廓虽小，但分布着众多经络穴位，对于预防感冒特别是流感有着重要的功效。

　　操作手法：

　　用拇指与食指的指纹面轻擦宝宝的耳廓（耳朵的外周），待局部皮肤微微发热即可。按摩时可两耳交替进行，也可一起操作。每天按摩1次即可，可在宝宝沐浴后或睡觉前进行。按摩耳廓具有益气强身的作用，经常操作可提高护卫功能，进而达到抗御外邪的作用。

　　如果宝宝患有低血压等疾病，不建议使用这种方法。

2.揉搓迎香穴

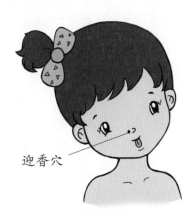

迎香穴

迎香穴位于人体面部，在鼻翼外缘中点旁开0.5寸的鼻唇沟中（0.5寸是指宝宝本人拇指宽度的1/2）。按揉迎香穴对于感冒、流感症状的消除和预防有一定的功效。

操作手法：

家长将食指指端放在迎香穴处，分别沿着顺时针、逆时针方向各做1次，时间约2分钟。按揉迎香穴具有祛风散寒的功效，经常按揉可促进鼻子周围的血液循环，让气血顺畅，增强机体抵抗外邪的能力。

037

3.擦鼻子

鼻子是呼吸的重要工具，擦鼻梁可有效增强鼻子的抗感染能力，预防呼吸道疾病的发生。

操作手法：

将双手食指置于宝宝鼻梁两侧，然后沿鼻线做由上向下的摩擦，以局部皮肤透热为度。

4.按揉风池穴

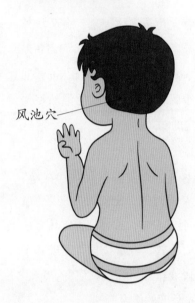

风池穴

风池穴位于人体项部，位于胸锁乳突肌与斜方肌上端之间的凹陷处（即后头骨下两条大筋外缘陷窝中）。按揉风池穴，对缓解感冒、头痛、目赤等症状有一定的功效。

操作手法：

将大拇指指纹面放在风池穴，分别沿顺时针、逆时针方向做旋转按揉，时间约2分钟。

注：这种方法主要用于治疗，一般不用于保健。

5.分推背部

用大拇指或掌根放在宝宝两肩胛骨内侧，向下、向外分推。

可增强宝宝的呼吸功能，减少呼吸道感染。

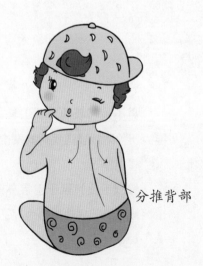

分推背部

6.推肺俞

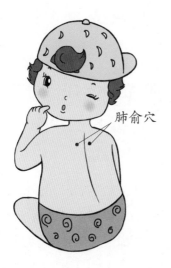

肺俞穴

肺俞穴位于人体背部，第三胸椎棘突下，左右旁开1.5寸。如找不准穴位，也可以直接按摩整个背部。

操作手法：

用拇指轻轻按摩肺俞穴1～2分钟，或用手掌轻轻按摩肩脚部、背部。

小贴士

本书中所提到的寸都是同身寸，包括：中指同身寸——以中指中节屈曲时手指内侧两端横纹头之间的距离为1寸，一般用于四肢部和背部取穴；拇指同身寸——以拇指指关节的宽度为1寸，一般用于四肢部取穴；横指同身寸——以食指、中指、无名指和小指四指并拢，以四指横量作为3寸。以上按摩方法可根据宝宝的体质及日常反应，选择其中一种或全部使用。鉴于宝宝体质不同，不是说按摩的方法越多越好，而应以适当选择为宜。除按摩方法外，宝宝平时还需加强体育锻炼，家长要注意及时为其增减衣物。在流感高发时节，要尽量少去人多的公共场所。平时在家中要多开窗通风，保持室内空气流通。

宝宝要健康,脾胃调理准没错

中医认为,人体的脾胃互为表里,为消化系统的主要脏器,在运化食物、为身体提供营养方面起着重要的作用。脾胃健康,食物就会被消化得更充分,宝宝的身体气血也就会比较足,身体就健康。脾胃的功能受损,食物的消化吸收就会大打折扣,出现面黄肌瘦、体倦神疲、委靡不振等状况。所以,在平时要加强对宝宝脾胃的调理与保养,让宝宝有一个健康的体魄。

 040

目前常用的调理脾胃的按摩手法主要有以下3种。

1.按揉搓擦足三里穴

足三里穴位于人体外膝眼下3寸的胫骨外缘1横指处(3寸指的是小儿四指并拢的宽度)。按摩足三里穴,可有效调理脾胃、补中益气。

操作手法:

家长洗净双手后,将拇指指纹面放在宝宝足三里穴处,沿着顺时针方向做旋转按揉搓擦,时间约2分钟。

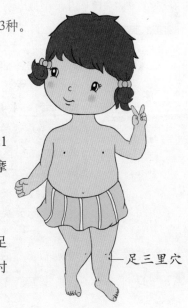

——足三里穴

2.按揉搓擦板门穴（大鱼际）

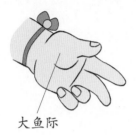

大鱼际

大鱼际于人体手掌正面拇指根部，下至掌根，摊开手掌时明显突起的部位就是。

操作手法：

轻揉2分钟。

3.提捏推拿脊背

提捏推拿宝宝脊背，对疏风散寒、调理脾胃有一定的功效。

操作手法：

用双手拇指和食指、中指提捏宝宝的脊背，由下向上进行，然后沿脊柱由上向下做直推。重复3～5次。

041

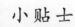

小贴士

以上几种按摩手法需根据宝宝的体质和具体反应做增减选择，可以选择其中一种，也可全部选择，具体以宝宝的实际情况为准，不可贪多。

知道更多：食粥调理脾胃

☞ **红枣大麦粥**

　　红枣10枚，大麦适量。二者用温水浸泡约半个小时，起锅以大火煮食。粥好后即可食用。此粥适用于血虚的宝宝。

☞ **莲子粥**

　　选用湘白莲子30粒左右，将莲子去心，然后和大米适量一起煮，成粥后可加入少量冰糖服用。

042

☞ **山楂粥**

　　取山楂20克、大米30克一起煮粥。煮时可以加入3片姜。成粥后加入少量糖食用。山楂粥有健脾胃、消食积的功效。

眼部按摩从小做，
健康明眸伴一生

宝宝每天上学或外出游玩，由于卫生意识淡薄，很容易用脏手或脏手绢擦脸或眼睛，这就增加了眼睛感染疾病的概率。另外，空气中的粉尘、大风吹起的沙砾等，也会进入宝宝的眼睛，容易引发眼部疾病。

宝宝常见的眼病有结膜炎、红眼病、沙眼等。然而，眼部疾病一般为慢性，发病时间长，宝宝很难察觉，即使发现了，也很难说清楚问题究竟出在哪里。等到家长发现时，大多已经十分严重，不得不进医院。为了预防这些疾病的发生，家长平时可通过眼部按摩、脸部清洗等方法，来呵护宝宝的眼睛。

这里着重介绍小儿眼部按摩，可在宝宝游玩或放学回家后进行。具体步骤如下：

1. 洗净双手，同时洗干净宝宝的脸部和眼睛周围。

2. 推坎宫穴36~81次。自眉头至眉梢成一直线，这就是坎宫穴，有左右两穴。将双手的两个大拇指分别放在宝宝的两个眉头上，然后沿着眉毛的走向，由眉头向眉梢画弧线。两个大拇指呈外推姿势，用力要均匀，不可过重，也不可太轻，以免引起宝宝的不适。

043

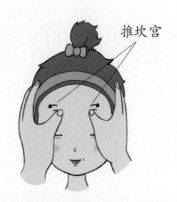

推坎宫

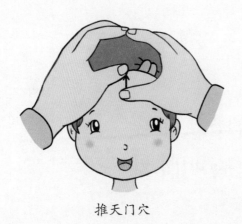

推天门穴

3. 推天门穴36～81次。天门穴在人体两眉中（印堂），与前发际成一直线。操作时，家长将两拇指交替自下向上推36～81次，又称"开天门"。

"推坎宫"可以有效地预防宝宝发生眼部疾病，特别是对预防结膜炎等疾病有奇效。在天气干燥的春秋季节，如果发现宝宝眼睛发红，便可通过"推坎宫"来对宝宝的眼睛进行早期治疗。同时，"推坎宫"还对宝宝头痛、发热、惊风等疾病有一定的疗效，家长可在必要时灵活运用。

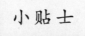

小贴士

在按摩前，家长要注意保持自己的手部清洁，拇指指甲也不可过长，以免划伤宝宝。

宝宝生发的按摩秘诀

满头黑发是宝宝身体健康的重要表征，可有时候宝宝的头发却迟迟长不出来，令家长十分焦虑。其实促进宝宝头发生长有一个特别简单的方法，就是给宝宝多梳头。下面再为大家介绍几种促进头发生长的按摩手法。

045

1.按揉肝俞穴

肝俞穴位于人体脊柱两侧，第九胸椎棘突下旁开1.5寸处。将双手拇指指纹面放在穴位处，轻轻点按约1分钟。然后沿顺时针方向按揉该穴，约200次。

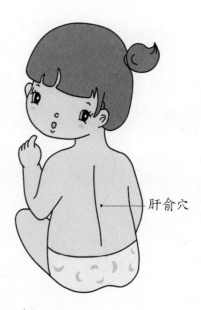

肝俞穴

2.按揉肾俞穴

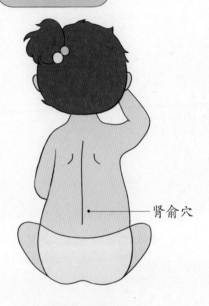

肾俞穴位于人体脊柱两侧，第二腰椎棘突下旁开1.5寸处。将双手拇指指纹面放在穴位处，轻轻点按约1分钟。然后沿顺时针方向按揉该穴，约200次。

肾俞穴

3.点按血海穴

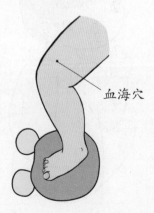

血海穴

血海穴位于人体双下肢髌骨内上角约2寸处。家长洗净双手后，将拇指指纹面放在穴位处，点按约20次。然后沿着顺时针方向做按揉约100次。两侧血海穴操作方法相同。

4.点按三阴交穴

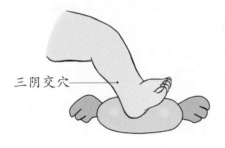

三阴交穴

三阴交穴位于人体双下肢内踝上3寸处。家长洗净双手后，将拇指指纹面放在穴位处，点按50次。然后沿着顺时针方向做旋转按揉约100次。

5.按揉百会穴

百会穴

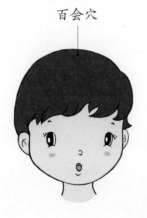

百会穴位于人体头顶正中。将中指指纹面放在百会穴，沿着顺时针方向做旋转按揉约100次。

047

小贴士

按揉百会穴一定要轻柔，否则宝宝会出现不适反应。

6.按揉风池穴

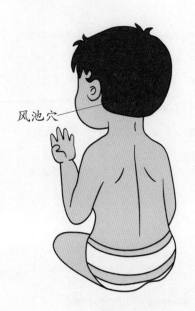

风池穴

风池穴位于人体项部，当枕骨之下，胸锁乳突肌与斜方肌上端之间的凹陷处。将中指指纹面放在风池穴，沿着顺时针方向做旋转按揉约100次。

小贴士

按摩时要保持一定的节奏，用力要均匀柔和，避免弄伤宝宝的皮肤。

以上几种按摩方法可根据宝宝的体质及接受状况，选择其中的一种或几种进行，具体以按摩后宝宝的实际反应为准，并非方法越多越好。

除按摩外，宝宝乐观的态度、合理的膳食、充足的睡眠也有利于头发的生长，所以家长一定要注意对宝宝日常的护理和照顾。

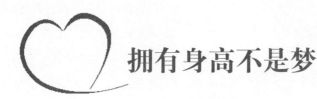

拥有身高不是梦

让宝宝长得更高更健康，是每位家长的愿望。目前市场上各种增高药鱼龙混杂、参差不齐，还有的说得天花乱坠、神乎其神，可一旦临床应用，却丝毫不起作用。实际上，营养均衡和多运动是非常有效的手段。此外，按摩也可起到一定的作用。

影响宝宝长高的原因有很多，如遗传、营养、水土等。中医认为，宝宝个子长不高，若是由先天不足引起，多由肾精亏虚所致；若为后天不足，多由脾胃功能虚弱所致。所以要想帮助宝宝长高，就应从这两个方面着手。

另外，世界卫生组织（WHO）研究小组通过对多个国家婴幼儿的调查研究发现：儿童一年中长得最快的时间为5月份，平均可达到7.3毫米。所以，宝宝按摩的最佳时间也应选在这个时间段内。具体按摩手法有以下3种。

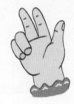

1.拿捏脊背

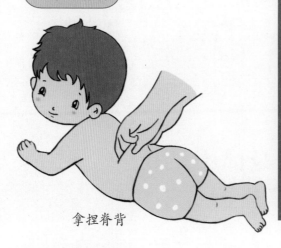

拿捏脊背

可在宝宝沐浴后或睡觉前进行，每天1次，以局部皮肤透热为度。通过拿捏脊椎肌肤，刺激背部穴位，可有效调节和增强脏腑功能，促进血液循环，激发内脏活力，从而改善体内环境，加速宝宝的生长发育。经常捏脊，还可以提高宝宝的免疫力，起到防病健身的效果。

2.按揉涌泉穴

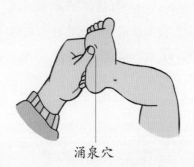

涌泉穴

按揉涌泉穴，约300次。涌泉穴位于宝宝脚底板上，在足心前1/3的凹陷中。将拇指指纹面放在宝宝涌泉穴处，沿顺时针方向按揉。

小贴士

按揉涌泉穴要轻柔，否则易导致宝宝失眠。

3.按揉命门穴

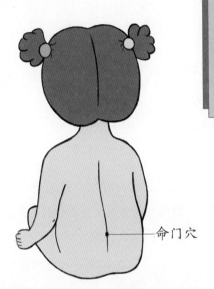

命门穴在宝宝的后背，取穴时可让宝宝俯卧，命门穴就在宝宝腰部的后正中线上，第二腰椎棘突下的凹陷处。轻轻按揉命门穴3分钟。

———命门穴

051

小贴士

以上3种按摩手法可起到益肾健脑、促进宝宝生长的作用。在操作过程中，家长要注意与宝宝多进行语言、眼神的沟通，在轻松的气氛中进行按摩。

宝宝惊恐、睡不好，按摩来安神

婴幼儿时期，是智力发育的关键时期，也是人的一生中智力发育最快的时期。尤其是3岁以下的宝宝，大脑比其他部位发育要快得多，脑实质快速地增加，脑细胞也以最快的速度分化。

在这段时期，每天给宝宝捏脊，对宝宝的智力发育能起到良好的作用。

其次，让宝宝情绪平稳也十分重要。家长应避免宝宝经常出现惊恐、发热、睡眠不安等症状。下面介绍几种安神益脑的常用按摩方法。

1.按揉心俞穴

心俞穴位于人体背部，在第五胸椎棘突下，左右旁开1.5寸（约二指宽）处。将拇指指纹面放在宝宝心俞穴，沿顺时针方向做按揉约300次。

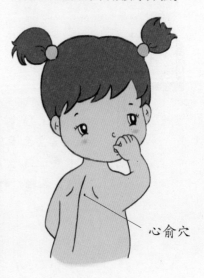

心俞穴

2. 按揉肺俞穴

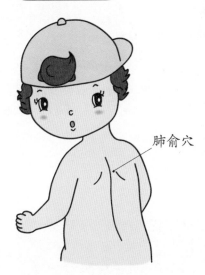

肺俞穴

肺俞穴位于人体背部，第三胸椎棘突下，左右旁开1.5寸。将拇指指纹面放在宝宝肺俞穴处，沿顺时针方向按揉约200次。

3. 按揉肝俞穴

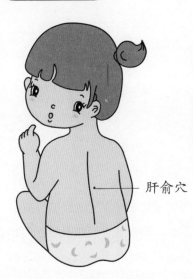

肝俞穴

肝俞穴位于人体脊柱两侧，第九胸椎棘突下旁开1.5寸处。将拇指指纹面放在宝宝肝俞穴处，沿顺时针方向按揉约100次。

4. 按揉脾俞穴

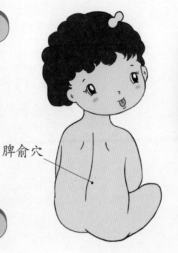

脾俞穴

脾俞穴位于宝宝背部第11胸椎棘突下，旁开1.5寸处。用拇指指端或食、中指指端按揉该穴约200次。

5. 按揉太阳穴

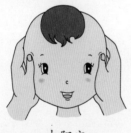

太阳穴

太阳穴位于眉梢与眼角延长线相交的凹陷处。家长洗净双手后，将双手拇指或中指指端放在宝宝太阳穴上，沿顺时针方向按揉约100次。

6. 按揉小天心穴

小天心穴位于宝宝大小鱼际交接处的凹陷中。用中指指端按揉30～50次，双手交替进行。

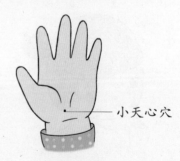

小天心穴

宝宝平时玩累了或者看书看累了，家长可以用梳子在宝宝的后脑勺梳头（也可以用手代替）100次，然后按揉宝宝两侧耳根后骨突出的下部凹陷处约100次，用双手从宝宝的额部中心向后脑勺做分梳状。这些方法有利于宝宝养神健脑，减轻疲劳感。

小贴士：

按摩可选在宝宝睡前或下午进行，每天1次即可。同时，要让宝宝养成良好的睡眠习惯，睡前不要过于兴奋，保证每天睡眠充足。

知道更多：具有健脑作用的食物

食物中的脂肪是健脑的重要物质，可以促进脑细胞发育和神经纤维髓鞘的形成，维持它们的良好功能。蛋白质是智力活动的物质基础，碳水化合物是脑活动的能量来源，钙是保证脑持续工作的物质……下面为大家推荐一些富含这些营养元素的食物。

富含胡萝卜素的食物

油菜、荠菜、苋菜、胡萝卜、花椰菜、甘薯、南瓜、黄玉米等。

富含维生素A的食物

动物肝脏、鳝鱼、黄油、牛奶、奶粉、胡萝卜、韭菜、橘类等。

富含维生素B的食物

香菇、黄绿色蔬菜、坚果类等。

富含维生素C的食物

红枣、柚子、草莓、猕猴桃、西瓜、黄绿色蔬菜等。

富含维生素E的食物

坚果（包括杏仁、榛子和核桃、桃、芝麻）、乳、肉、蛋类等。

富含钙的食物

牛奶、海带、骨汤、鱼类、紫菜、豆制品、虾皮等。

富含蛋白质的食物

瘦肉、鸡蛋、豆制品、鱼贝类等。

富含不饱和脂肪酸的食物

芝麻、核桃、坚果类等。

055

日常生活不忘保健按摩　第二章

按摩不是一件严肃的事，嬉笑玩乐皆可做——

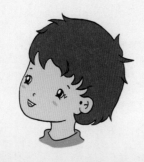

洗澡后不忘保健
（适用于体质好的宝宝）

洗澡后，宝宝身心处于完全放松的状态，家长可趁机为宝宝做一些简单的抚触按摩，以提高他的身体免疫力。同时要控制好室温，以免着凉。洗澡时做按摩，往往凉气易进入身体，影响宝宝的健康，故应在洗澡后再进行按摩。

下面就为大家介绍一些宝宝洗澡后的按摩手法。

1. 推坎宫

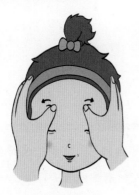

推坎宫穴

自眉头至眉梢成一直线，这就是坎宫穴。将双手的两个大拇指分别放在宝宝的两个眉头上，然后沿着眉毛的走向，由眉头向眉梢画弧线。两个大拇指呈外推姿势，用力要均匀，不可过重，也不可太轻，以免引起宝宝的不适。推约30次。

2.按揉腹部

家长先搓热手心，然后将手心贴于宝宝腹部，分别沿顺时针、逆时针方向按揉，每个方向约5圈。

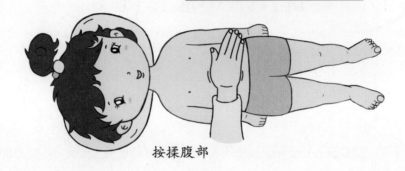

按揉腹部

3.按揉脐周围

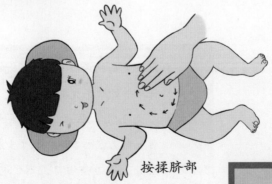

按揉脐部

手法同上，分别沿顺时针、逆时针方向各进行5次。

4.按揉涌泉穴

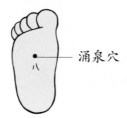

涌泉穴

涌泉穴位于人体脚底板上，在足心前1/3的凹陷中。将拇指指纹面放在宝宝涌泉穴处，沿顺时针方向按揉约30次。

小贴士

按摩时，家长应注意屋内的保暖，手法要轻柔缓慢。如果条件允许，可以放一些舒缓的轻柔音乐。上述按摩方法可以根据宝宝的状况全部或选择性地使用。

睡前按摩，让宝宝拥有香甜美梦

良好的睡眠是健康的重要保障，不仅有助于宝宝恢复白天消耗的体能，还可以让身体彻底放松。睡前做一些抚触按摩，可以让宝宝获得更好的睡眠质量。

下面推荐几种常用的按摩手法。

1.按揉天门穴

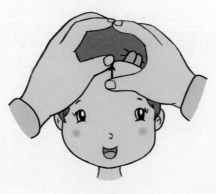

天门穴

天门穴位于宝宝两眉中（印堂），与前发际成一直线。以拇指螺纹面置于其上按揉约36次，可以帮助宝宝镇静安神。

2.按揉小天心

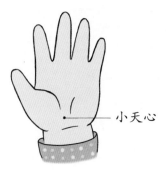

小天心

小天心位于人体手掌根部，大鱼际（手掌正面拇指根部，下至掌根，摊开手掌时明显突起的部位就是大鱼际）与小鱼际（小指根部到手腕部的部分，和大鱼际相对）相接处。轻轻按揉约50次，可为宝宝清热除躁。

3.推前心

061

沿宝宝前胸正中线，从天突穴（天突穴位于宝宝胸骨上窝中央凹陷处）往下慢慢直推至脐部，时间约2分钟。可帮助宝宝开胸顺气、降逆止呕。

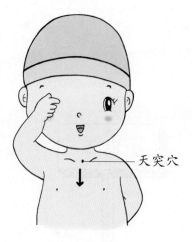

天突穴

4.推脊柱两侧

以双手拇指指纹面置于脊柱两侧，沿脊柱方向进行轻推，来回约5遍。可以帮助宝宝顺气、清热、通经络。

5.擦脚掌

家长用自己的手掌分别轻擦宝宝的脚掌各10次。

此外，有些宝宝在睡觉前伴有出汗等现象，家长可以抚摸宝宝的手心或背部，让他们逐渐安静下来。

小贴士

每个宝宝的具体情况不同，家长可在实践中找出一套适合自己宝宝的睡前按摩手法。

小·婴儿的按摩保健

第三章

这个阶段的宝宝大多还没能从母体的环境中适应过来，因此按摩手法不宜过多，时间不宜过长。按摩当以轻抚、慢触为主——

早产宝宝不要怕，妈妈来守护

早产儿未能在母体内得到足够的养育，身体机能比一般新生儿要弱，抵抗疾病的能力更弱。下面介绍一些早产儿的按摩手法，供家长参考。

1.头部按摩

第一节：给宝宝涂点按摩油，或家长手指蘸点按摩油，将双手大拇指指纹面放在宝宝额头中心，然后缓缓、轻柔地向额头两侧做侧滑，至太阳穴处止。

第二节：双手四指从宝宝的前额中心开始，向宝宝的后脑勺做"梳头"动作，来回约5次。

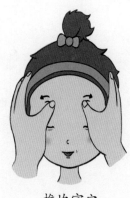

推坎宫穴

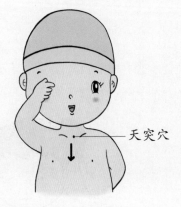

天突穴

2.胸腹部按摩

第一节：双手涂好按摩油，从宝宝的胸部天突穴开始，向脐部做弧形抚触滑动。约5次。天突穴位于在胸骨切迹上缘，凹陷正中。

第二节：分别沿顺时针、逆时针方向按摩宝宝的腹部。

3．四肢按摩

第一节：以宝宝的掌心为中点，向两边按摩，约5次。

第二节：用自己的手掌心轻搓宝宝的脚心处，约5次。

第三节：先用一只手扶住宝宝的手腕，另一只手从宝宝手指至肩部轻缓地来回按揉，约10次。另一只胳膊同。

第四节：先用一只手扶住宝宝的脚脖子，另一只手从宝宝脚趾至大腿根部来回做轻缓的按揉，约5次。另一条腿同。

4．背部按摩

第一节：以宝宝的脊椎为中心，双手分别向宝宝身体两侧做弧形侧滑，至臀部止。约3遍。

第二节：家长将双手放在宝宝脊柱两侧，沿脊椎由上向下滑动，约3遍。

065

小贴士

早产宝宝的按摩以调和五脏、增强抵抗力为主。由于宝宝的皮肤还十分娇嫩，所以家长一定要注意力度和节奏。

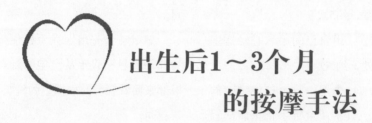

出生后1~3个月
的按摩手法

　　满月后，宝宝的身体机能有了很大的改观，进入快速发展阶段。无论是视觉、听觉还是触觉，都有了很大的提升。所以这一阶段的按摩当以促进生长发育、增强抵抗力为主进行。下面就为大家介绍具体的按摩手法。

1. 头部按摩

❖ 按揉太阳穴

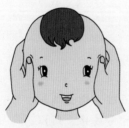

按揉太阳穴

　　太阳穴位于眉梢与眼角延长线相交的凹陷处。家长洗净双手后，将双手拇指或中指指端放在宝宝太阳穴上，做弧形或环形运转推动约10次。

❖ **推坎宫**

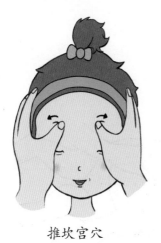

推坎宫穴

自眉头至两眉梢成一直线，这就是左右坎宫穴。将双手的两个大拇指分别放在宝宝的两个眉头上，然后沿着眉毛的走向，由眉头向眉梢画弧线约30次。两个大拇指呈外推姿势，用力要均匀，不可过重，也不可太轻，以免引起宝宝不适。

❖ **按揉听宫穴**

067

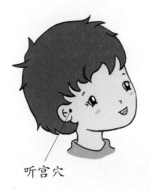

听宫穴

听宫穴位于面部耳屏前，下颌骨髁状突的后方，张口时呈凹陷处即是。以中指螺纹面置于该穴处，沿顺时针方向按揉约10次。

此外，还可从宝宝眉头向眉梢，沿眉毛做轻推，约5次。

2.胸腹部按摩

❖分推胸部

家长双手放在宝宝胸部中线，向宝宝身体两侧做弧形按揉滑动，至腹部止，约2遍。

❖分推腹阴阳

沿肋弓角边缘或自中脘（脐上4寸）至脐，向两旁分推，称分推腹阴阳。约2遍。

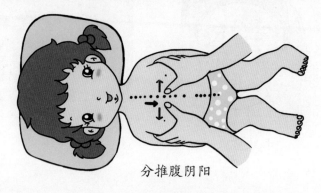

分推腹阴阳

❖按揉腹部

将双手手掌搓热，以掌心置于宝宝腹部，分别沿顺时针、逆时针方向按揉，各约5次。

❖按揉脐部

将双手手掌搓热，以掌心置于宝宝脐部，分别沿顺时针、逆时针方向按揉，各约10次。

3.四肢按摩

❖补脾经

脾经位于拇指末节指纹面。用拇指指纹面旋推脾经或将患儿拇指屈曲，循拇指桡侧边缘向掌根方向直推，称补脾经。约30次。

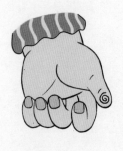

补脾经

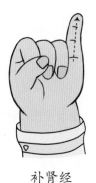

补肾经

❖ **补肾经**

肾经位于小指末节指纹面。用拇指指纹面由指根向指尖方向做直推，称补肾经。约30次。

❖ **搓脚心**

将拇指螺纹面置于宝宝脚心，分别沿顺时针、逆时针方向及前后方向进行揉搓，约10次。

4.背部按摩

069

❖ **推脊背**

以双手拇指或大鱼际沿宝宝脊部进行推按，约2遍。

最后，家长用手掌掌侧沿宝宝脊柱两侧的肋骨走向滑行，以局部皮肤透热为度。

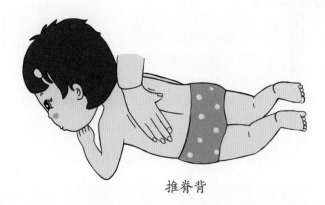

推脊背

5.收法

❖ **按揉肩井穴**

肩井穴位于大椎穴与肩峰连线中点，为肩部最高处。将食指或中指指端按揉该穴，约10次。

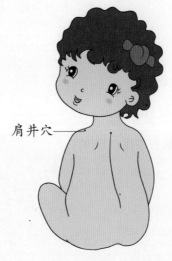

肩井穴——

小 贴 士

这一时期，宝宝的抵抗力仍很弱。所以按摩手法加入了增强抵抗力的穴位。按摩时，家长可在前一阶段的接触上适当延长时间。前一阶段的有些按摩手法，家长可根据宝宝的反应，自己选择使用。

出生后3~6个月的按摩手法

宝宝过了4个月之后，就要逐渐添加辅食，这样会增加宝宝脾胃的负担。所以在这个阶段，家长可以适当加强对宝宝脾胃的调理，同时继续调理其他的脏腑，以提升宝宝的抵抗力。

071

1.头部按摩

❖ 按揉太阳穴

太阳穴位于眉梢与眼角延长线相交的凹陷处。将双手拇指或中指指端放在宝宝太阳穴上，做弧形或环形运转推动约20次。

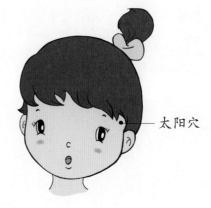

太阳穴

❖ 推坎宫

自眉头至眉梢成一直线，这就是坎宫穴，有左右两穴。将双手的两个大拇指分别放在宝宝的两个眉头上，然后沿着眉毛的走向，由眉头向眉梢画弧线。两个大拇指呈外推姿势，用力要均匀，不可过重，也不可太轻，以免引起宝宝不适。可推约30次。

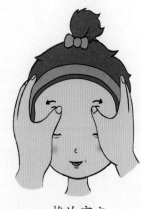

推坎宫穴

❖ 按揉耳廓

以拇指、中指按揉宝宝的耳廓部位，约10次。

❖ 按揉下关穴

下关穴位于面部耳前方，当颧弓与下颌切迹所形成的凹陷中。以拇指或中指指纹面置于该穴，沿顺时针方向按揉约20次。

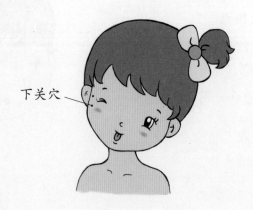

下关穴

2.胸腹部按摩

❖ 分推胸部

将双手放在宝宝胸部中线，向宝宝身体两侧做弧形按揉滑动，至腹部止。约2遍。

❖ 按揉腹部

家长先搓热手心，然后将手心置于宝宝腹部，分别沿顺时针、逆时针方向按揉，每个方向约5次。

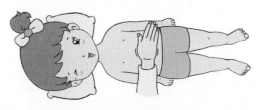

按揉腹部

❖ 按揉丹田

丹田位于肚脐至脐下3寸处，包括神阙、气海、关元3个穴位。用手掌心揉或摩丹田，约10次。

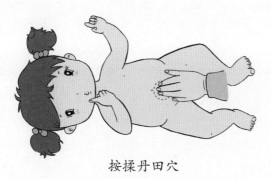

按揉丹田穴

073

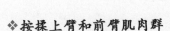

❖ 按揉足三里穴

足三里穴位于人体外膝眼下3寸的胫骨外大筋内。按摩足三里穴，可有效调理脾胃、补中益气。

操作手法：家长洗净双手后，将拇指指纹面放在宝宝足三里穴处，沿着顺时针方向做旋转按揉搓擦，约30次。

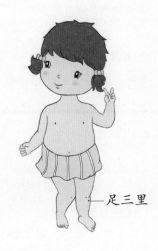

—— 足三里

074

❖ 按揉上臂和前臂肌肉群

用一只手抓住宝宝的一只胳膊，另一只手轻轻按揉宝宝上臂和前臂的肌肉群，约2遍。用同样方法按揉另一只胳膊。

❖ 按揉大腿和小腿肌肉群

用一只手抓住宝宝的一条腿，另一只手轻轻按揉宝宝大腿和小腿的肌肉群，约2遍。用同样的方法按揉另一条腿。

❖ 搓脚心

将拇指螺纹面置于宝宝脚心，分别沿顺时针、逆时针方向及前后方向进行揉搓，约20次。

最后，用拇指指纹面由宝宝的手掌指关节端向腕关节推进，约10次；再由脚跟向脚趾方向直推，并捏搓每根足趾，约3遍。

4.背部按摩

❖ 拿捏脊部

可在宝宝沐浴后或睡觉前进行，每天1次，用拇指、食指、中指三指拿捏穴位或特定部位，一紧一松进行。通常是由下而上，先捏脊3遍，第4遍捏脊时每捏3次，将肌肤捏住向上提拉一次。通过拿捏脊背肌肤，刺激背部穴位，可有效调节和增强脏腑功能，促进血液循环，激发内脏活力，从而改善体内环境，有利于宝宝的生长发育。拿捏约3～5遍。

最后，用手掌掌侧沿宝宝脊柱两侧向肋骨方向推按，以局部皮肤透热为度。

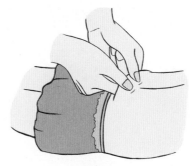

捏脊一

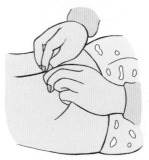

捏脊二

075

5.收法

❖ 按揉肩井穴

肩井穴位于大椎穴与肩峰连线中点，为肩部最高处。将食指或中指指端按揉该穴，约10次。

肩井穴——

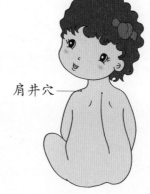

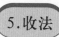

小贴士

3～6个月的宝宝已经基本适应外部环境，按摩时力度稍重，但节奏要舒缓。家长可根据宝宝的具体情况对按摩手法进行增减，时间上可灵活控制。

疾病
治疗篇

不药而愈的治疗才最适合宝贝。

轻松搞定宝宝感冒

宝宝由于抵抗力较弱，是感冒的高发群体。这里为大家介绍一些防治感冒的按摩方法。

079

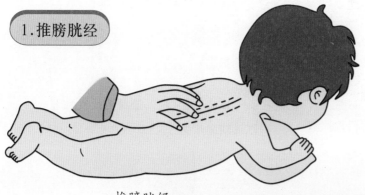

推膀胱经

> 宝宝患风寒感冒时，家长掌心涂一些生姜汁，沿着宝宝脊柱两侧的膀胱经做上下直推，用大鱼际推搓宝宝背腰部，以皮肤红热为度。
>
> 如患风热感冒则可在宝宝背部点滴少量温开水后再推。

2.迎香穴

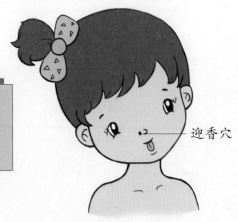

双手大拇指指纹面或侧面揉宝宝鼻翼两侧的迎香穴，每侧约1分钟。

迎香穴

3.推天门

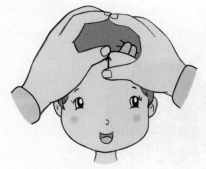

推天门穴

用两拇指自下而上由宝宝两眉中间推至发际。

以上3处穴位的按摩可反复数遍，以皮肤红热为宜。

4.清天河水

宝宝发热时，可用双手食指和中指指面自宝宝的腕部向肘部做直推，约200次。速度要快，每分钟约200次。

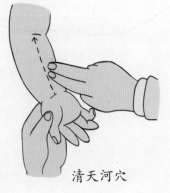

清天河穴

5.揉膻中

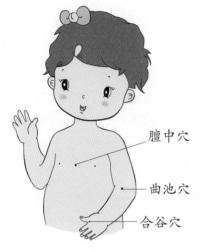

膻中穴

曲池穴

合谷穴

用中指指端揉宝宝两乳头中间的膻中穴，约200次。如果宝宝的感冒较重，可再加按曲池穴、合谷穴、板门穴各1分钟。

上面所提的是治疗感冒的一般手法。下面再为大家介绍不同感冒的按摩手法。

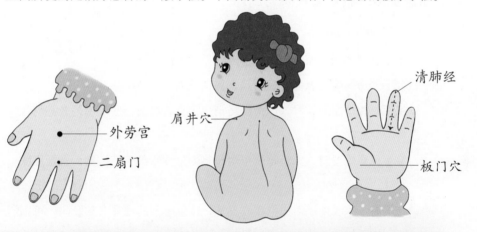

外劳宫

二扇门

肩井穴

清肺经

板门穴

风寒感冒：宝宝表现为怕冷、发热、无汗、四肢关节酸痛、流清涕、咳痰清稀、舌淡等症状。可加推拿肩井穴5次，按揉肩井30次，按揉外劳宫、二扇门各200次。

风热感冒：宝宝表现为发热重、微怕风或怕冷、嗓子疼、口干、有汗、流黄涕、咳嗽痰黄、舌边尖红、苔薄黄等症状。可加清肺经300次。

小贴士

由于每个宝宝的感冒症状不同，家长可相应地加减穴位，同时视宝宝的感冒轻重程度增减按摩的时间和次数。按摩完毕，家长要及时擦干宝宝身上的汗水，为宝宝穿好衣物，以免着凉。

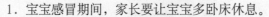

知道更多：感冒的预防与调理

082

1. 宝宝感冒期间，家长要让宝宝多卧床休息。
2. 宝宝的房间要注意多开窗通风，保持室内空气新鲜湿润。
3. 宝宝感冒期间的饮食，以清淡易消化为宜，可做一些小米粥之类的流食给宝宝吃。
4. 宝宝风寒感冒时，家长每晚可用较热的生姜水给宝宝泡脚，直至皮肤发红。
5. 在平时，家长两手对搓至掌心发热，按摩宝宝的迎香穴10余次，可以预防感冒。
6. 早上用凉水为宝宝洗脸洗手，可预防感冒。
7. 在感冒高发时节，每日用醋在室内熏蒸1次，每次约20分钟，可预防流行性感冒。

此外，家长要注意让宝宝多饮水、多休息，这也是预防感冒的重要方法。

推推按按，宝宝止泻不痛苦

　　腹泻可能是宝宝成长过程中遇到的最常见病症了。由于宝宝脾胃娇嫩，稍有不慎就可能导致腹泻。比如突然改变宝宝的饮食习惯，或是吃太多油腻的食物，或是吃太多的冷饮等，都有可能成为宝宝腹泻的催化剂。

　　从临床诊断看，小儿腹泻的原因主要分为感染性和非感染性两类。感染性腹泻为感染细菌、病毒所致，需要以药物治疗为主。所谓非感染性腹泻，指的是饮食过量、喂养方法不当、喂奶时间及奶量和奶的温度不适、辅食质量不过关、对某些食物过敏、饥饿、受热或受凉、受惊等引起的腹泻。在这些腹泻类型中，以消化不良引起的腹泻最为常见，表现为每日大便次数较多，从五六次到几十次不等，大便比较稀，呈水样，夹有未消化的食物或奶瓣，间或夹有黏液，也有的呈蛋花汤样。小儿腹泻严重者还可能出现脱水等症状，若治疗不及时会导致死亡。

中医认为，治疗腹泻关键在调理脾胃，所以小儿腹泻的按摩也要以调理脾胃为主。

具体按摩方法：

方法一：

按揉脾俞穴：约200次。 推大肠：约300次。

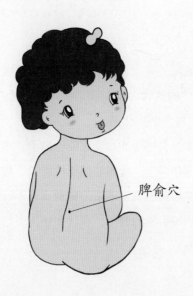

脾俞穴

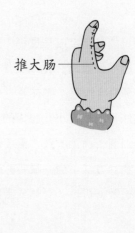

推大肠

推板门穴：从板门推向横纹具有止泻的作用。

揉足三里穴：揉足三里穴300次。

方法二：

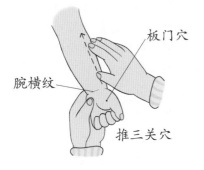

腕横纹
板门穴
推三关穴

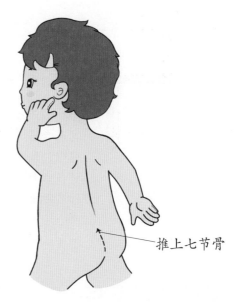

推上七节骨

足三里穴

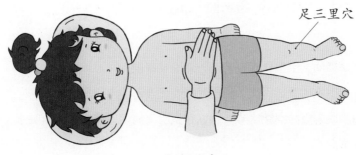

按揉腹部

085

推三关穴：当宝宝因脾胃虚寒而腹泻时，可推三关穴约200次。

按摩腹部：将掌心放在宝宝腹部，沿着逆时针的方向按揉，时间约3分钟。

推上七节骨：七节骨位于人体第四腰椎至尾椎上端的一条直线处。将大拇指指纹面放在宝宝七节骨处，自下向上做直推约300次，以局部皮肤微红为宜。切忌反向操作。

小贴士

　　如果按摩后成效不大，建议家长去医院请教有关专家，在专家指导下进行。按摩方法一可以通用，按摩方法二则需要根据不同的症状有所增补，家长在分不清宝宝具体症状的情况下，可临时采用按摩方法一。

知道更多：宝宝腹泻的预防与调理

1. 患病期间，宝宝饮食宜清淡，忌油腻辛辣。

2. 注意宝宝的腹部保暖，根据气候变化及时为宝宝增减衣物。

3. 由于腹泻极易消耗水分，所以在宝宝生病期间要多给宝宝喝水，以免造成脱水。

4. 患儿腹泻期间不宜食用过硬的食物，应以稀饭或面汤等流质或半流质、易消化的食物为主。

5. 要注意培养宝宝良好的卫生和饮食习惯，避免因为饮食不节或饮食不卫生引起腹泻。在夏秋季小儿腹泻的高发季节，更应注意。

简单手法，让宝宝远离痢疾

腹泻和痢疾非常相似，家长很容易将两者混淆，造成严重的后果。

痢疾是一种急性肠道传染性疾病，多发生于夏秋季节，主要发生在幼儿及学龄前儿童身上。轻者常会出现发热、腹痛、便后有下坠感及伴有黏液便或脓血便等症状；重者有可能出现高热、昏迷、呼吸不畅等症状；更有甚者会出现面色苍白、发绀、四肢冰冷、脉搏细弱等休克现象，如果不能及时送医院抢救治疗的话，很可能会有生命危险。

现代医学认为，痢疾的发生主要是由痢疾杆菌引起的，主要通过病人或带菌者的粪便污染水、食物和手传播。如果宝宝营养不良或患有肠道寄生虫症等，就很容易被感染。此外，如果宝宝饮食不卫生，或是经常不洗手便吃东西，或者吃了感染了痢疾杆菌的食物，也很容易患上此病。

中医认为，痢疾的发生主要是因感染了夏秋季节湿热之邪所致，湿热入侵肠胃，导致脾胃、大肠功能失调，所以按摩要从调理胃肠功能着手。

具体按摩方法：

方法一：

清大肠：约300次。　　　　　清小肠：约300次。

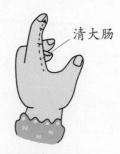

清大肠

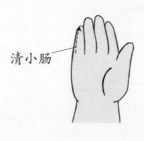

清小肠

清天河水：约200次。

按揉大肠俞：大肠俞位于人体腰部，当第4腰椎棘突下，旁开1.5寸处。将拇指指纹面放在宝宝大肠俞处，沿着顺时针方向做旋转按揉，约300次。

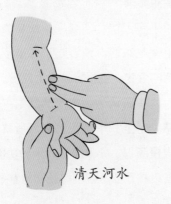

清天河水

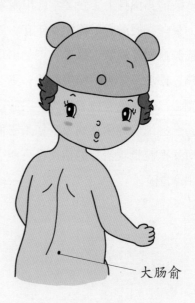

大肠俞

注：该方法仅适用于一般性痢疾的辅助治疗，痢疾还需要配合药物治疗。

方法二：

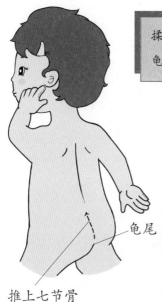

揉龟尾：约300次。
龟尾位于尾骨端与肛门之间。

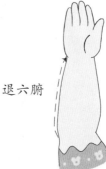

退六腑

龟尾

推上七节骨

　　如果宝宝出现腹部疼痛、里急后重、下痢脓血、身体发热、口渴却不想喝水、小便短赤等症状，则为湿热型痢疾，为比较常见的痢疾类型。除使用一般性按摩手法外，可加退六腑约300次、清小肠经约300次、推上七节骨约300次。

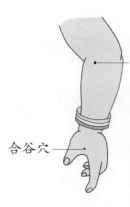

曲池穴

合谷穴

　　如果宝宝出现下痢黏滞发白、怕冷喜暖、四肢较冷、腹痛肠鸣、肢体酸痛、食少神疲等症状，则为寒湿型痢疾。可加补大肠约300次、按揉合谷穴约200次、按揉曲池穴、推上七节骨约300次、揉足三里300次、揉板门穴300次。

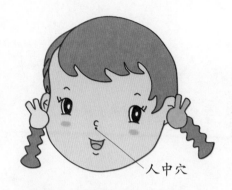

人中穴

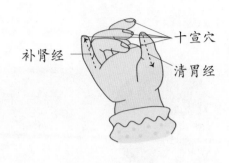

十宣穴

补肾经

清胃经

如果宝宝出现身热口渴、头痛烦躁、腹痛、下痢脓血、里急后重，有时候甚至会出现昏迷等症状，则由疫毒造成。可加清胃经约200次、按揉合谷穴约200次。如果患儿出现昏迷，可先掐人中穴、十宣穴。此时应送医院治疗。

如果宝宝久治不愈，并出现腹部

隐痛、口淡不渴、食少神疲、畏寒肢冷等症状，则可能是虚寒入侵所致。可加补肾经约300次、按揉丹田约2分钟、按揉命门穴约100次。

如果宝宝久治不愈，大便脓血，且出现腹部疼痛、饮食减少、倦怠畏寒等症状，可增加补脾经约200次、补大肠约100次、推上七节骨约200次。

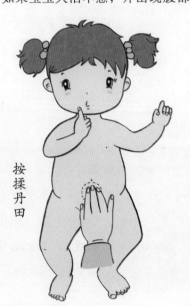

按揉丹田

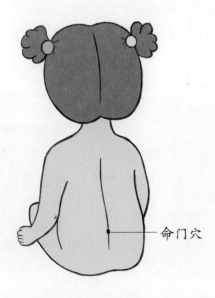

命门穴

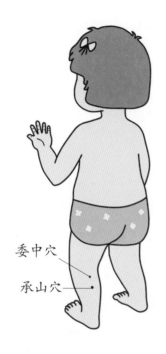

委中穴

承山穴

如果宝宝出现下痢赤白、腹痛隐隐、饮食不进，同时伴有恶心呕吐、大便次数增多量少、拉得不爽快等症状，可加清心经约300次，清肝经约300次，按揉委中穴约200次，按揉承山穴约300次，揉足三里穴左右各300次，揉板门穴左右各300次。

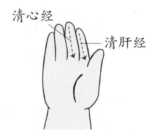

清心经

清肝经

小贴士

如果宝宝腹泻严重，伴有发热、精神不好等症状时，应及时到专科医院就诊，以免耽误病情。如果宝宝还伴有其他症状，可在咨询专业医生后，根据相关穴位的功能增加按摩手法，也可以根据患儿的具体情况，减少一些按摩手法。

如果家长无法分辨宝宝的具体症状，可以用按摩方法一进行按摩。按摩方法二根据症状增加了相关配穴和辅助手法，比按摩方法一繁琐，但效果要好。

知道更多：宝宝痢疾的预防与调理

1. 注意宝宝日常的起居卫生，保持周围环境的整洁，尤其是就餐环境的整洁。宝宝外出回来后及饭前、便后要及时洗手，避免病菌的传播。

2. 注意饮食卫生，不吃不洁食物。尽量避免给宝宝吃过冷的食物。

3. 宝宝使用的碗、杯、筷等餐具要定时消毒，衣物与鞋袜等也要勤洗，切断传染源。

4. 宝宝生病期间，要多给宝宝补充营养，可喝一些糖盐水、果汁、稀饭等。

5. 宝宝生病期间，家长要注意其腹部保暖，尤其是夜间。

"咳"不容缓，按摩给力

咳嗽是宝宝比较常见的病症。咳嗽的发生有很多原因，其中天气因素导致的咳嗽比较常见。

一般来说，咳嗽是伴随着其他病症而发生，只要主要病症治愈了，咳嗽也会痊愈。但并不是所有的咳嗽都这样，有的宝宝咳嗽时间特别长，遇到天气变化还会加剧，甚而引发小儿肺炎等疾病。

中医认为，当风、寒、暑、湿、燥、火等外邪侵入人体或内伤损害机体，导致肺、脾、肾三脏功能失调，宝宝就会咳嗽。所以对于宝宝咳嗽的按摩也就从肺、脾、肾三脏着手，或泻或补，辨证而行。

093

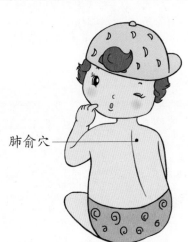

肺俞穴

按揉肺俞穴：肺俞穴位于人体背部第三胸椎棘突下，左右旁开1.5寸处。家长将拇指指纹面置于宝宝肺俞穴处，做旋转按揉，约5分钟。

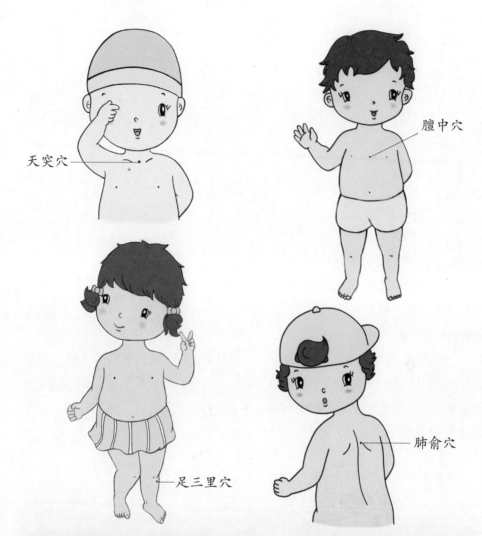

天突穴

膻中穴

足三里穴

肺俞穴

点揉天突穴：天突穴在胸骨切迹上缘，凹陷正中。用大拇指轻轻点揉宝宝天突穴约50次。

揉膻中穴：家长用手掌心或大拇指指纹面按揉宝宝膻中穴处，约1分钟。

按揉足三里穴：足三里穴位于小腿外侧膝眼下3寸，股骨外侧约一横指处。将大拇指指纹面放在宝宝足三里穴按揉，时间为1分钟。

分推肺俞穴：用拇指或掌根在宝宝背部肩胛骨内侧向下、向外推300次。

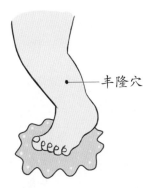

丰隆穴

按揉丰隆穴：丰隆穴位于小腿前外侧，当外踝尖上8寸，距胫骨前缘二横指处。将大拇指指纹面置于宝宝丰隆穴处，做旋转按揉，时间为1分钟。

下面介绍不同咳嗽症状的按摩手法：

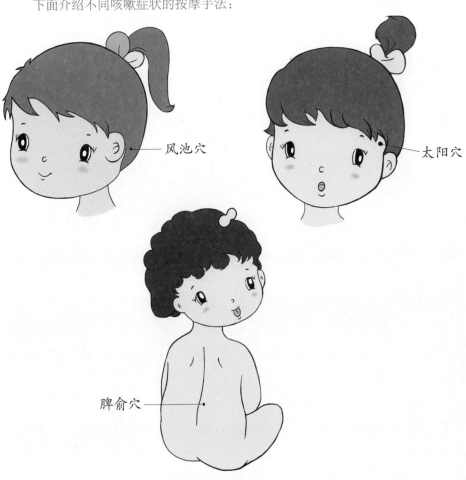

风池穴

太阳穴

脾俞穴

095

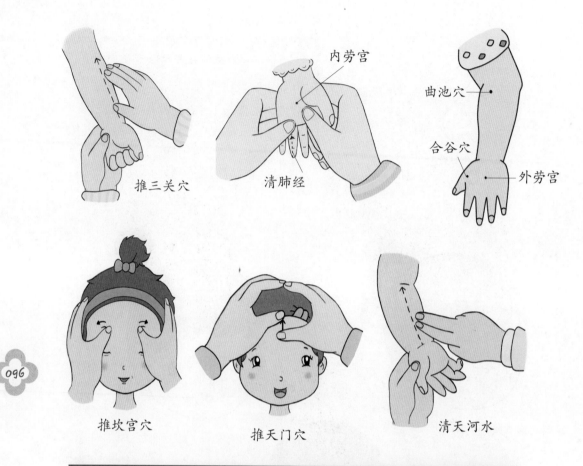

推三关穴

清肺经

内劳宫

曲池穴

合谷穴

外劳宫

推坎宫穴

推天门穴

清天河水

096

　　风寒咳嗽：宝宝咳声重浊、气急、喉痒、痰稀薄色白，同时伴有鼻塞、流清涕、头痛、四肢酸楚、恶寒发热、无汗等症状。可增加按揉外劳宫约100次，点按背部脾俞穴约100次，推三关穴300次，拿风池、按合谷穴各100次。如果头痛严重，在此基础上可再加推太阳穴300次，推天门穴10次，推坎宫穴60次。

　　风热咳嗽：宝宝表现为咳痰不爽、痰黄或稠黏、喉燥咽痛，常伴有恶风身热、头痛肢楚、鼻流黄涕、口渴等症状。可增加清肺经约300次，清天河水300次。

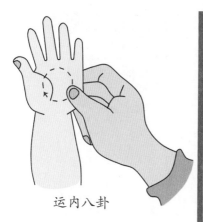

运内八卦

痰湿咳嗽：宝宝表现为咳嗽反复发作，尤以早晨起来咳得厉害，咳嗽的声音重浊，痰比较多，而且黏腻或稠厚成块，颜色呈白色或带灰色，宝宝感觉胸闷气憋。痰咳出来后，咳嗽会有所缓和，憋闷也有所减轻。还伴有身体倦乏、脘痞、腹胀、大便时溏、舌苔白腻等症状。可加退六腑约300次，揉丰隆穴各300次，揉足三里穴各300次，运内八卦各约200次。

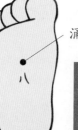

涌泉穴

干咳：宝宝表现为干咳少痰。可增加揉内劳宫约50次，推涌泉穴约200次，揉列缺穴200次，按揉肾俞约1分钟。

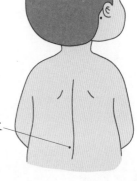

肾俞穴

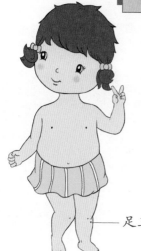

足三里穴

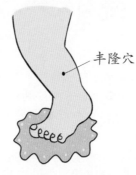

丰隆穴

列缺穴

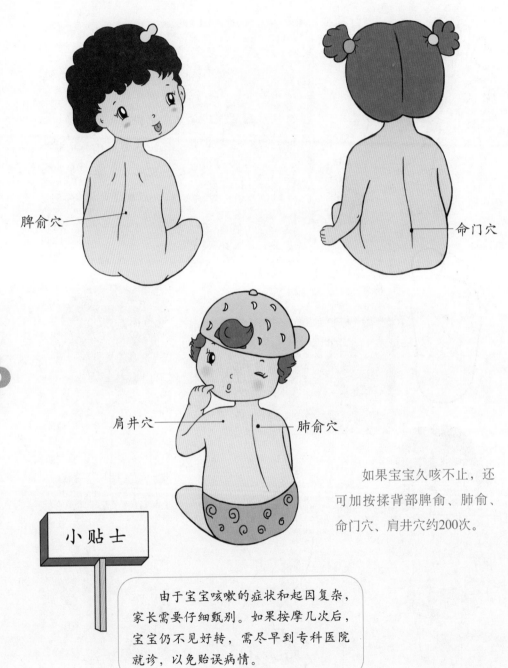

脾俞穴

命门穴

098

肩井穴

肺俞穴

如果宝宝久咳不止，还可加按揉背部脾俞、肺俞、命门穴、肩井穴约200次。

小贴士

由于宝宝咳嗽的症状和起因复杂，家长需要仔细甄别。如果按摩几次后，宝宝仍不见好转，需尽早到专科医院就诊，以免贻误病情。

按摩降温有奇效

宝宝从小到大，都免不了发热，4岁以下的宝宝一年里可以有多次发热。宝宝自身的调节能力正在增长阶段，对于气候变化、冷热交替的抵抗力不强，极易引起发热。引起宝宝发热的原因很多，以下3种比较常见：感冒；预防接种，如接种麻疹、白喉、百日咳、破伤风等疫苗后引起发热；肺有热邪侵犯，同时胃有积食或者长期便秘，也可能引起发热。此外，宝宝长期体弱多病，也极易导致阴虚内热，引起发热。这些原因中，感冒引起发热的比例最大。

一般情况下，只要宝宝的体温不超过38.5℃，就不用急着去医院。但宝宝发热时，如果体温变化较大，热势剧增，或者伴有喘促、昏迷、惊厥等症状时，必须立即上医院就诊。

除了大家所熟知的物理降温外，推拿也是不错的退烧方法。（如果伴有其他症状，则需要考虑去医院就诊，按摩只能辅助退热）

家长可以用以下几种按摩手法，为宝宝退热：

1. 推天柱穴

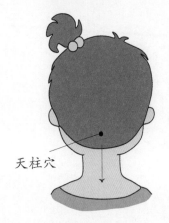

天柱穴

天柱穴位于颈后发际正中至大椎穴成一直线。用拇指、中指指面从发际到大椎穴自上向下直推100～300次。也可用刮痧板或瓷勺蘸水自上向下刮至皮下有轻度出痧即可。

2. 捏大椎

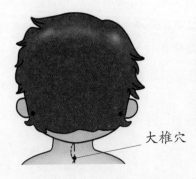

大椎穴

大椎穴位于背部正中线上，第七颈椎棘突（低头时最突出的椎骨）下凹陷中。让宝宝低头，用拇指和食指捏拿大椎穴30～50次。

3.清天河水

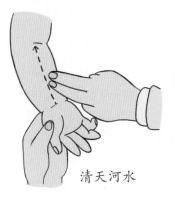

清天河水

天河水位于宝宝前臂内侧正中线,自腕横纹至肘横纹成一直线处,清天河水用于治疗发热。家长用食指与中指指腹沿天河水自腕部推向肘部,约200次。切忌反向操作。清天河水时,推的频率要快一些,一般是每分钟200次。只有节奏快才能见效。

需要注意的是,家长要仔细分辨宝宝发热是风寒侵犯所致,还是风热侵犯所致。风寒引起的发热,宝宝会出现头痛、怕冷、无汗、鼻塞、流涕、舌苔薄而白等症状,3岁以下的宝宝还可能出现食指脉络鲜红的症状。除了基本的按摩手法外,还要加揉二扇门约100次。二扇门位于中指与无名指之间的指蹼缘。

二扇门

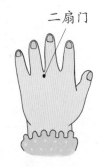

4.推三关

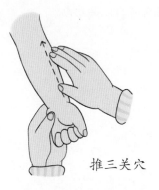

推三关穴

三关穴位于前臂内侧与大拇指成一直线处,用于外感风寒引起的发热。家长用大拇指或食指、中指指面从宝宝的腕部推向肘部,约300次,切忌反向操作。

5. 拿风池

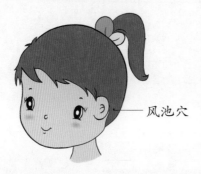

风池穴

风池穴位于人体项部，处于胸锁乳突肌与斜方肌上端之间的凹陷处。家长洗净双手后，按揉宝宝风池穴100次。

102

小贴士

上面所说的按摩手法在方向上有着严格的要求，不可逆向操作，以免对宝宝造成伤害。按揉时用力要均匀，要有一定的节奏。

 # 揉揉按按,小儿肺炎不敢来

冬春季节,气候干燥,是小儿流行性感冒、肺炎等外感性疾病的高发期。宝宝患上肺炎后,如果不能及时治疗或是治疗不彻底,很容易反复发作,影响正常发育,甚至引发其他疾病。

患有肺炎的宝宝主要表现为发热、咳嗽、呼吸加快、呼吸困难、口周苍白或青紫等,也有不发热而咳喘重者。患儿普遍会出现食欲不振、精神差或睡眠不安等表现,有些还可能出现呕吐、腹胀、腹泻等症状,病情重者甚至可能会出现呼吸衰竭、心力衰竭等情况,直接威胁到宝宝的生命。

小儿肺炎的病因,以细菌和病毒居多。一般发病急、病情重、进展快,且患病初期与感冒的症状相似,容易混淆,所以家长要认真分辨,及时带宝宝就医。

除了必要的药物治疗,家长还可以通过按摩来进行辅助治疗。

103

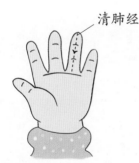

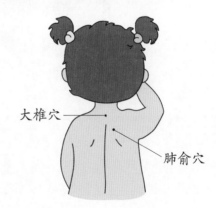

清肺经:约300次。　　　按揉肺俞穴:约300次。　　　按揉大椎穴:约60次。

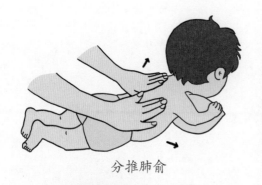

分推肺俞

如果运用以上按摩后起效不大，还可让宝宝俯卧于床上，在宝宝肩胛骨处做分推，约1分钟。

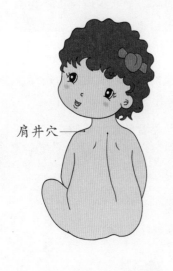

肩井穴

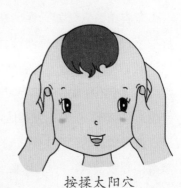

按揉太阳穴

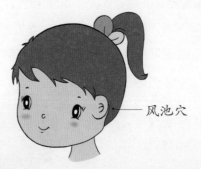

风池穴

如果患儿伴有发热恶风、口渴，痰黏、色黄且量较少，胸胁隐隐作痛等症状，则为风热侵犯导致，可加揉太阳穴、风池穴各300次，拿肩井穴约50次，揉板门300次。

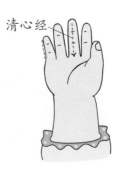

清心经

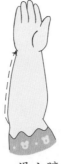

退六腑

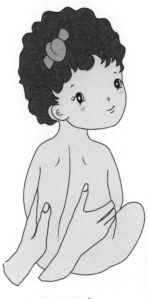

按弦搓摩

如果患儿伴有高热面赤、喝水多、咳痰黄黏或夹有血丝、呼吸气粗等症状，则为痰热所致。可加退六腑约300次、清天河水约300次、清心经约200次、揉板门300次，按弦搓摩15次。

按弦搓摩法：双手掌放在小儿腋窝下，往下推摩至双胁肋尽头处。

105

小贴士

家长可根据患儿的状况不同略加增减。同时，由于家长掌握程度不同，对功效可能会有影响，所以建议将其作为小儿肺炎的辅助疗法，应以医院治疗为主。如果在按摩时宝宝出现高热不退的情况，可使用降温贴降温，同时挤捏宝宝天突至剑突的连线（胸骨中间竖线）和大椎至第一腰椎及两侧，以局部皮肤微红为宜。

宝宝告别便秘，
调理肠胃是根本

106

宝宝不大便或者隔很长时间才大便，就可能是得了便秘。小儿便秘一般会出现大便干燥坚硬、腹胀、胃口不好、情绪欠佳、头痛、呕吐、腹痛等症状，如果宝宝没有出现这些症状，只是隔一两天排一次便，是正常的现象，家长不必担心。如果长时间如此，即使没有便秘的症状，家长最好还是带宝宝到医院检查一下。因为长时间不大便也有可能转变成便秘。

从临床诊断来看，在小儿便秘的原因中，最常见的是饮食不当，吃了过于辛辣、干燥或精细的食物。另外，如果患有其他疾病或是感染了病菌，也有可能造成便秘，如流行性感冒、出疹子等。要想通过按摩治疗便秘，就要从恢复肠胃功能做起。

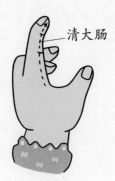
清大肠

清大肠：大肠穴位于宝宝食指桡侧缘，为食指尖至虎口所成的一条直线处。按摩时，家长用拇指指纹面沿着宝宝大肠经，由虎口向食指尖做直线推动，约300次。

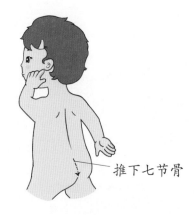

推下七节骨

推下七节骨：七节骨是位于人体第四腰椎至尾椎上端的一条直线。将大拇指指纹面放在宝宝七节骨处，自上向下做直推约300次，以局部皮肤微红为宜。切忌反向操作。

按揉龟尾穴：龟尾穴位于人体尾骨端。将拇指或中指指端放在宝宝龟尾穴处，沿着顺时针方向做按揉，约200次。

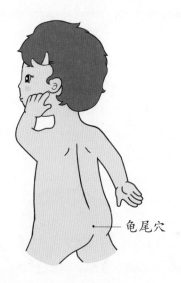

龟尾穴

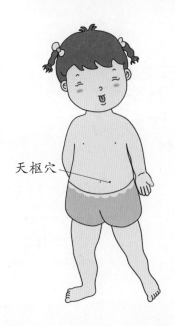

天枢穴

按揉天枢穴：天枢穴位于人体脐旁2寸处。将拇指指纹面放在宝宝天枢穴处，沿着顺时针方向做按揉，约300次。

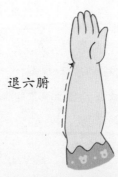

退六腑

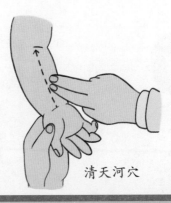

清天河穴

如果患儿出现大便干结、便质干硬、形似颗粒、面赤身热、口臭、唇赤、小便黄、胸胁痞满、饮食减少、腹部胀满等症状，则可能由积食引起。可加退六腑约300次、清天河水300次。

如果患儿出现面色㿠白无华、形疲乏力、大便用力难下、便质不干等症状，则为虚证型便秘。可加补脾经约300次、推三关穴约200次、拿捏脊部约1分钟。

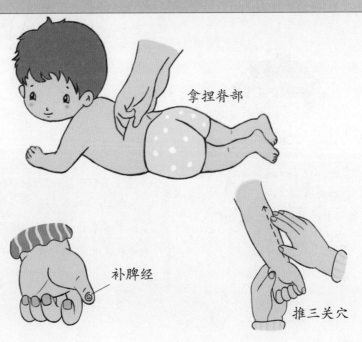

拿捏脊部

补脾经

推三关穴

小贴士

家长可根据宝宝患病的程度进行选择。如果病症较重，要以药物治疗和饮食调养为主，按摩为辅。

知道更多：宝宝便秘的预防与调理

1. 注意宝宝日常饮食的规律性，2岁以下的宝宝要少吃或避免吃过冷、过热、过辣的食物。

2. 调整宝宝的日常饮食结构，适当增加粗纤维食品、杂粮、蔬菜的比例。

3. 让宝宝养成定时排便的习惯。

宝宝湿疹，按摩手法要轻柔

小儿湿疹是一种常见的过敏性炎症性皮肤病，1岁以下的婴幼儿比较多见。发病没有明显的季节性，也没有固定的部位。一旦发作一次，便会反复发作，症状时轻时重。发作时全身瘙痒难耐，夜间尤甚，宝宝因此烦躁哭闹，不能正常休息和睡眠。

本病常出现在过敏体质的宝宝身上，由于食用鱼、虾、蟹、贝等食物，或者精神受刺激，或是接触肥皂、硬水、冷风等刺激物，以及搔抓、摩擦、喂食时浸湿衣服没及时更换等原因诱发。

中医认为，小儿湿疹主要因饮食不节、湿热侵袭等，造成脾胃失调，水湿不能正常排泄，郁于皮肤腠理之间所致。按摩治疗主要针对这几个方面来展开。

具体按摩手法：

捏拿膈俞穴：膈俞穴位于人体背部，当第七胸椎棘突下，平肩胛骨下缘，左右旁开1.5寸处。用拇指和中指、食指拿捏宝宝膈俞穴，约50次。

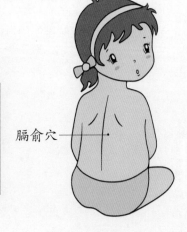

膈俞穴

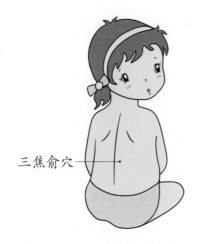

三焦俞穴

按揉三焦俞穴：三焦俞穴位于腰部，当第一腰椎棘突下，左右旁开1.5寸处。用拇指按揉宝宝三焦俞穴，约100次。

掐血海穴：血海穴位于人体大腿内侧髌底内侧端上2寸处，为股四头肌内侧头的隆起处。用拇指指端掐宝宝血海穴，约50次。

血海穴

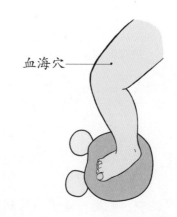

小贴士

宝宝出现湿疹时，尽量不要触碰湿疹部位，按摩时力度要轻柔，不可过重，以免弄破湿疹。

知道更多：

👉 **小儿湿疹的预防与调理**

1. 小儿湿疹持续间较长，并且很容易反复，家长可在按摩治疗外，辅以药物、针灸等其他方式。如病情反复不愈，可到医院查致敏原，尽量避免接触及进食引起过敏的物质。

2. 患儿生病期间，禁食辛辣刺激性食物。

3. 培养宝宝良好的生活习惯，少接触各种刺激性物品，如动物皮毛、肥皂等。

4. 保持局部皮肤的干净，及时为宝宝清理身体弄脏的部位。

5. 保持宝宝衣服被褥的干净整洁，尽量给宝宝使用纯棉衣物或透气性好的用品。

👉 **湿疹、皮炎、痱子的区别**

　　湿疹多为大小不等的红色丘疹或斑疹，以面部、臀部最为常见，遇水或者宝宝出汗后，症状会加重。痱子多呈米粒状，高发于夏秋季节，一般长在宝宝的前额、前胸、后背等部位。皮炎多为密密麻麻的小红疹子，有的还可能连成片，因局部皮肤接触化学性、植物性、动物性物质或受热或细菌感染所致，以四肢外侧、面部、颈部等身体暴露部位为高发区域。

呼吸顺畅才快乐，
告别哮喘有按摩

哮喘是宝宝常见的慢性呼吸道疾病，而且常反复发作，难以根治。哮喘发作时，宝宝的呼吸变得困难，让家长十分担忧。

每年的10月至次年的5月以及季节交替时，小儿哮喘发病率最高。受气候冷热交替或其他诱因的刺激，宝宝的呼吸道易发生过敏反应，出现眼痒、鼻痒、打喷嚏、流清涕、腭痒、咽痒、干咳、呛咳等症状，宝宝表现为揉眼、搓鼻、打喷嚏、咳嗽、频繁喝水。这些症状进一步发展，便会转变为哮喘，医生把它们视为哮喘发生的前兆。

引起宝宝哮喘发病的原因很多，除了天气变化等诱因，宝宝的体质情况也是重要因素。一般来说，体质比较弱或是呼吸道容易受感染的宝宝，容易发生哮喘。特别是那些容易感冒的宝宝，哮喘的发病率更高。此外，如果宝宝长时间处于异味浓、油烟大、粉尘多、经常有人抽烟的环境中，也易引发哮喘。

对于婴幼儿及学龄前儿童来说，如果咳喘反复发作，就应引起家长的重视，抓紧时机治疗，以免日后演变为严重的哮喘，甚至导致终身疾病。除了正常的治疗外，如果能在家中做一些按摩调理，对于宝宝身体的康复也很有益处。

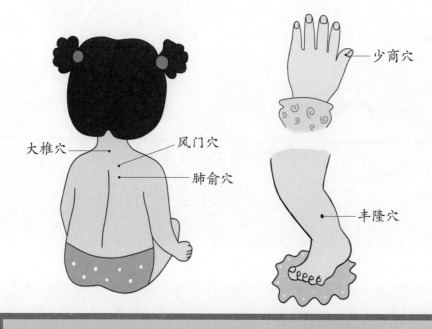

大椎穴

风门穴

肺俞穴

少商穴

丰隆穴

点揉风门穴1分钟。点揉大椎穴约1分钟。分推肺俞穴300次。

按揉丰隆穴：丰隆穴位于人体小腿前外侧，外膝眼（膝盖外下方凹陷处）与外踝尖连线的中点处。将拇指指纹面放在宝宝丰隆穴处，沿顺时针方向进行旋转按揉，约100次。

点按少商穴：少商穴位于人体拇指末节桡侧，距指甲根角0.1寸处。将拇指指纹面放在宝宝少商穴处，进行点按，约1分钟。

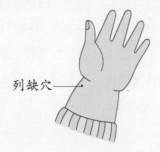

列缺穴

按揉列缺穴：列缺穴位于人体桡骨茎突上方，腕横纹上1.5寸，当肱桡肌腱与拇长展肌腱之间。将食指的指纹面放在宝宝列缺穴处，沿顺时针方向进行旋转按揉，约1分钟。

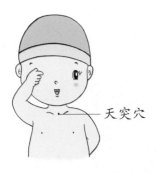

天突穴

点按天突穴：天突穴位于人体胸骨上窝中央凹陷处。将食指或中指指纹面放在天突穴处，进行有节奏的点按，约1分钟。

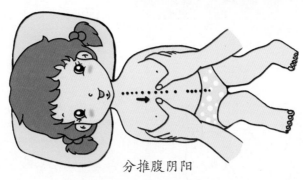

分推腹阴阳

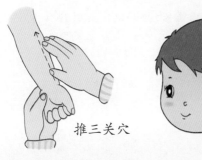

推三关穴

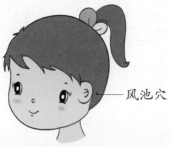

风池穴

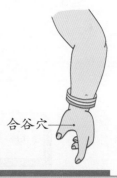

合谷穴

除以上手法外，家长还可用双手指腹以宝宝任脉为中线，自天突穴起从上而下向两侧分推至整个胸部，约1分钟。

如果宝宝哮喘时，喉中有哮鸣声、咳痰稀白、畏寒无汗、面色苍白、喜欢喝热水等症状，可加推三关穴约200次，点揉合谷穴、风池穴各约1分钟。

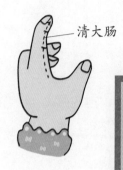

清大肠

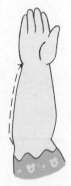

退六腑

如果宝宝出现咳痰黄稠、小便黄、便秘、发热面红、喜欢喝冷水等症状，可加清大肠约100次，退六腑约200次。从腋窝往下推至11肋缘15次。

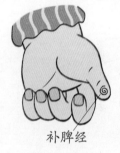

补脾经

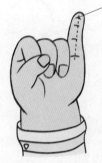

补肾经

如果宝宝哮喘反复发作，咳痰无力，一运动便喘得更加厉害，且口唇发紫，可加补脾经、补肾经各约200次。此时应立即送往医院。

小贴士

以上按摩手法治疗与缓解小儿哮喘有一定功效，家长可根据宝宝的实际情况进行选择。按摩时注意力度和节奏，以所按部位的皮肤发热为宜。

知道更多：小儿哮喘的预防与调理

1. 宝宝患病期间，食物以清淡为主，不宜过凉、过咸、过甜、过腻或过于刺激。可多吃一些海带、芝麻、核桃、豆制品、绿叶蔬菜等含镁、钙丰富的食品，这有助于缓解过敏反应。同时注意对蛋白质和维生素的补充，诸如蛋类、牛奶、瘦肉及各种水果、蔬菜等。

2. 宝宝患病期间，由于出汗较多，要多喝水。

3. 要注意保持房间内的通风，尽量让宝宝少去人多的地方，或油烟较重的地方，同时避免被动吸烟，避免让宝宝接触花草、动物皮毛等容易引起过敏的东西。

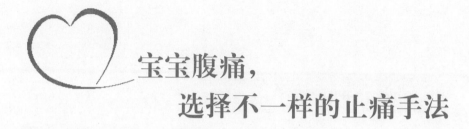

宝宝腹痛，
选择不一样的止痛手法

小儿腹胀与腹痛总是连在一起。小儿腹胀到一定程度就会引起腹痛，但并不是所有的小儿腹痛都是由腹胀引起。除了腹胀外，寒邪入侵、乳食积滞、脾胃虚寒、虫积气滞、脾胃蕴热、气滞血瘀等，都有可能引起小儿腹痛。

引起腹痛的原因不同，按摩手法也不同。

118

一般性的按摩手法：

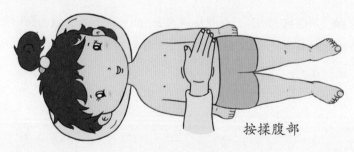

按揉腹部

揉一窝风：一窝风位于宝宝手背腕横纹正中凹陷处。家长用拇指指端揉宝宝该穴，约100次。

按揉腹部：约1分钟。

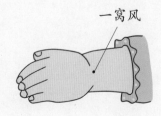

一窝风

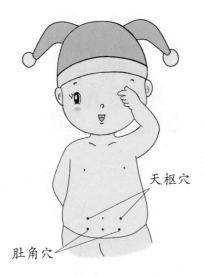

天枢穴

肚角穴

拿肚角：肚角位于宝宝脐下2寸，石门穴旁开2寸大筋处。用拇指、食指、中指三指指纹面，从宝宝脐部向两旁深处拿捏，一拿一松为1次，约100次。

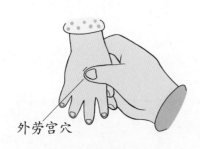

外劳宫穴

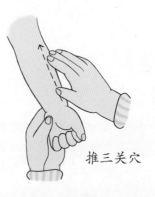

推三关穴

如果是寒邪入侵造成的腹痛，常表现为急骤腹痛、喜欢按揉肚子、怕冷、暖和后疼痛减少、遇冷后疼痛增加，同时伴有大便溏薄、小便清利等症状，可加按揉外劳宫穴约200次、推三关穴约100次。

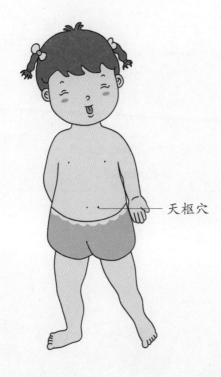

天枢穴

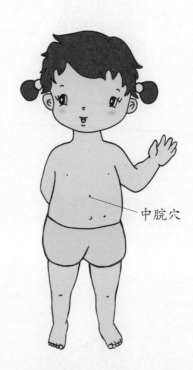

中脘穴

　　如果是乳食积滞导致的腹痛，常表现为腹部胀满疼痛，不喜欢按揉肚子，口气酸臭，不思乳食，大便秽臭，或腹痛想泻，泻后疼痛减少，在吐、泻物中有未消化食物，夜卧不安，时常啼哭。可加按揉中脘穴约200次，按揉天枢穴约200次，按揉板门穴200次。

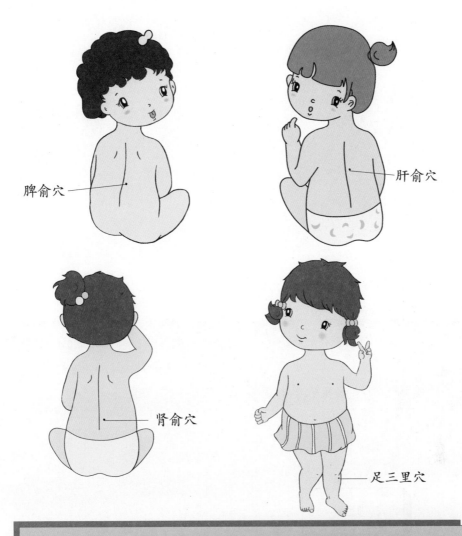

脾俞穴

肝俞穴

肾俞穴

足三里穴

121

如果是脾胃虚寒引起的腹痛，常表现为腹痛隐隐、喜欢热的地方、喜欢按揉肚子、面色萎黄、形体消瘦、食欲不振，同时伴有腹泻等症状。可加补脾经200次、按揉脾俞穴300次、补肾经约200次、按揉肾俞穴约300次、推三关穴约100次（三关穴位于人体前臂桡侧，为阳池至曲池所成的一条直线处。按摩时，家长用拇指桡侧面或食指、中指指腹由宝宝的腕部向肘部做直推），按揉外劳宫穴100次、按揉足三里穴200～300次，按揉脐部约1分钟。

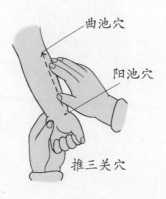

曲池穴

阳池穴

推三关穴

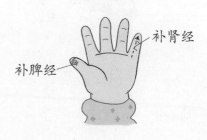

补肾经

补脾经

122

　　如果是虫积气滞引起的腹痛，常表现为脐周疼痛，时痛时止，严重者会出现吐蛔现象，形体消瘦。可加按揉脐部约1分钟、按揉外劳宫穴约200次，同时辅以相关的药物治疗。

小贴士

　　按揉时要注意用力适度和掌控节奏，不可过于急躁。按摩前需辨证，如果无法确认，要请有关专业医师指导。倘若宝宝腹痛是其他疾病引起的，按摩只能作为辅助治疗方式，当以治疗原发病症为主。

知道更多:小儿腹痛的预防与调理

1. 保持宝宝个人卫生,饭前饭后勤洗手,避免病从口入。

2. 培养宝宝良好的饮食习惯,避免吃过冷的食物。

3. 注意宝宝的日常保暖,根据天气变化及时增减衣物。晚间要及时为宝宝盖好踢掉的被褥,以免寒邪入侵。

4. 如果发现宝宝腹痛应及时送医,待确诊后再对症处理。

5. 宝宝腹痛时不要随便使用镇痛药,以免掩盖病症,影响诊断。

6. 推拿可在宝宝饭后1个小时左右进行,频率不可过繁,1日2次左右即可。

7. 患儿生病期间,忌食辛辣刺激性食物或过油过腻的食物。

8. 如果宝宝经常出现短暂的腹痛,但没有其他消化系统的症状,家长应带着宝宝到医院就诊。有些疾病是以腹痛为表现,但这种腹痛并不是消化不良、便秘、腹泻等引起的。

消除腹胀，试试按摩

如果宝宝不想吃东西，还时不时地嗳气或呕吐，家长就应该检查一下宝宝是否有其他疾病。腹胀便是常见的少儿疾病。发病时，宝宝肚子鼓鼓的，拍上去就好像敲在鼓上。

一般来说，小儿腹胀的原因主要有以下几种：

1. 喂养不当，宝宝消化道内积有大量的气体或液体。

2. 宝宝喝奶或喝水时，不小心吸进空气，消化道内积有过多的气体或液体。

3. 宝宝腹内出现较大的囊性肿物或实性肿物。

4. 哺乳期的妈妈或是宝宝吃了过多富含淀粉和糖的食物，宝宝无法消化。

最常见的小儿腹胀以胀气为主，是宝宝吃奶或吃饭时吞进了空气或消化不良引起的。按摩治疗的目的，就是尽量把这些空气排出体外。

具体按摩方法：

方法一：

按揉腹部：约1分钟。

按揉肚脐：家长洗净双手后，将手掌心放在宝宝的肚脐上，沿顺时针方向做旋转按揉，约300次。

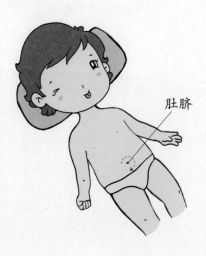

肚脐

按揉内关穴：约200次。

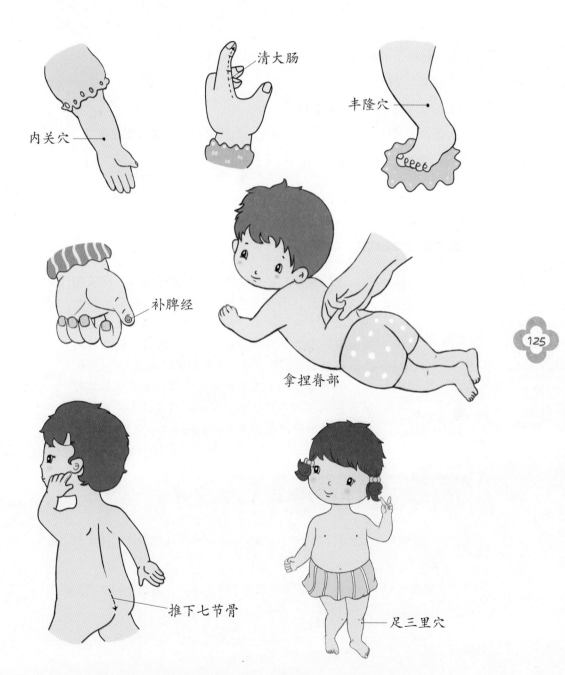

内关穴

清大肠

丰隆穴

补脾经

拿捏脊部

推下七节骨

足三里穴

125

方法二：

如果宝宝腹胀的同时还伴有呕吐、大便不通等症状，则可能是由食积引起的腹胀。可增加清大肠约300次，推下七节骨100次。

如果宝宝腹胀的同时，伴有身体乏力、咳嗽吐痰，且痰比较黏等症状，按揉丰隆穴约300次，揉足三里穴300次。

如果宝宝腹胀时还伴有手脚冰凉、大便溏稀、喜欢温暖等症状，可加补脾经约200次、补大肠约200次、拿捏脊部约1分钟。

小贴士

宝宝腹胀时，如果还伴有腹痛等症状，应及时去医院就诊。如确诊为内科性腹胀，可在药物治疗的基础上，用按摩进行辅助治疗。如果宝宝出现不适症状，应立即停止按摩；如果持续按摩一段时间后，腹胀症状仍未消除，必须到医院检查。

按摩方法一，在不能确定具体的症状或起因时可以采用。按摩方法二，需要根据宝宝具体的症状增加配穴及辅助手法。由于对症，效果会更好一些。

知道更多：小儿腹胀的预防

1. 合理安排宝宝饮食，少食容易在肠胃部制造气体的食物，如土豆、面食、豆制品等。

2. 多给宝宝吃一些流食或半流食状易消化的食物，避免食物在宝宝腹中形成食积。

3. 培养宝宝良好的饮食习惯，避免因呛凉风进食而将空气吸入腹中。

 # 宝宝厌食别担心，按摩来出招

小儿厌食是指宝宝较长时期看见食物没有兴趣、食欲不振或者食欲减退，吃饭时，吃的量明显减少，甚至出现拒绝吃饭等症状。这种现象一般出现在1～6岁的宝宝身上，一年中夏季发病率最高。

宝宝厌食的原因很多，如腹中有蛔虫、感冒、家庭气氛不佳、家长饮食习惯的影响等。家长在食物上非常挑剔，经常在饭桌上说这个不好吃、那个味道太淡，极易对宝宝造成不好的影响，使他们也变得挑食、厌食。

不过小儿厌食大多还是由饮食不当引起。宝宝脾胃薄弱，又不懂得保护自己，所以很容易感染寄生虫，从而伤害到宝宝的脾胃，造成消化系统功能紊乱，导致宝宝厌食。我们的按摩也就主要从健脾消食着手。

捏脊：3～5次。

按揉腹部：约3分钟。

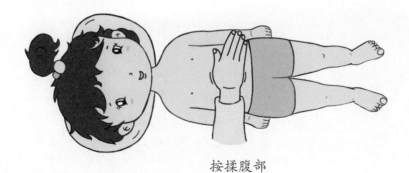

按揉腹部

按揉胃俞穴：约200次。

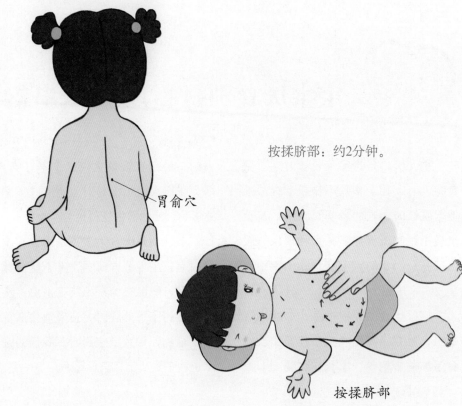

胃俞穴

按揉脐部：约2分钟。

按揉脐部

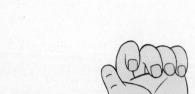

大鱼际

如果宝宝伴有嗳气泛恶、胸闷脘痞、大便不调、苔白腻或微黄等症状，则为脾运失健所致。可加按揉大鱼际约300次，揉足三里300次，捏脊3～5次。

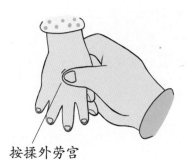

按揉外劳宫

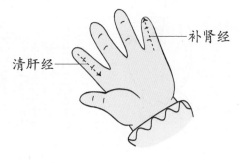

清肝经

补肾经

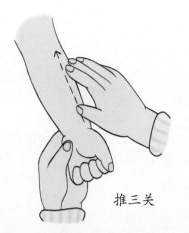

推三关

如果宝宝伴有面色少华、精神不振、吃得少、拉得多或大便中央有未消化的东西等症状，则为脾胃气虚所致。可加按揉外劳宫约300次、推三关穴约200次。

如果患儿伴有口干、面色蜡黄、皮肤干燥、大便干燥等症状，则为胃阴不足所致。可加清肝经约200次、补肾经约200次。

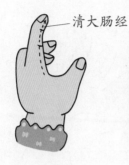

清大肠经

如果宝宝厌食是饮食不节引起的，家长在调整宝宝饮食规律的基础上，可加清大肠约200次。

以上按摩手法需在宝宝进食后1个小时左右进行，每天1次即可。

小贴士

家长有时候由于过分担心宝宝的身体健康，强逼着宝宝吃这个吃那个，也容易导致宝宝厌恶食物。

知道更多：宝宝厌食的预防与调理

1. 宝宝生病期间，家长可多喂宝宝吃一些流食或半流食，食物以清淡为主。

2. 给宝宝营造一个快乐的就餐氛围，避免就餐时给宝宝带来压力。

3. 家长首先要改正自己不好的就餐习惯和态度。

4. 仔细观察宝宝的日常饮食，及时纠正不好的饮食习惯，尤其是暴饮暴食。

5. 不要强制宝宝吃各种各样的食物，以免造成抵触心理。

6. 饭前1小时尽量不要吃零食，少喝碳酸饮料。

宝宝吐奶，按摩来帮忙

吐奶是新生儿及婴幼儿的常见现象，6个月之前的宝宝出现得比较频繁。宝宝吐奶的原因有两个：一是全身性或胃肠道疾病引起的症状，这种情况需要到医院就诊；一是婴儿胃肠道的生理特点引起，这种情况更为常见，我们介绍的按摩也是针对这种因素来谈的。

新生的宝宝由于胃容量小，胃肠蠕动差，容易发生胃食管反流现象。而奶水本身属于流质食物，所以新生宝宝很容易出现溢奶、吐奶现象。针对这种原因引起的吐奶现象，家长可在喂奶后半小时为宝宝进行按摩。

131

1.推胃经

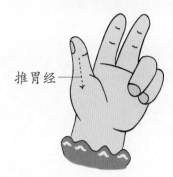

推胃经 →

胃经位于拇指的第一指骨掌面。家长可用拇指螺纹面来回推宝宝的双手胃经各200次，以宝宝拇指皮肤发红为宜。按摩力度要适中，不可过大，以免弄痛宝宝；也不可过轻，否则效果不明显。

2. 推脾经

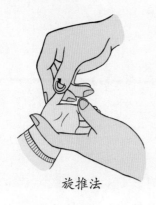

旋推法

脾经位于拇指末节螺纹面。家长推完宝宝胃经，停歇一两分钟后，可用拇指的螺纹面旋推宝宝的脾经约100次。力度要尽量柔和，以所推部位皮肤发红为宜。

3. 揉内关穴

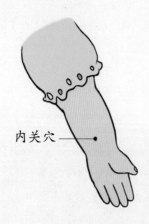

内关穴

内关穴位于前臂正中，腕横纹上2寸，在桡（骨）侧腕屈肌腱同掌长肌腱之间（简单来说就是掌后距腕2寸的两筋间）。家长拇指的螺纹面放在宝宝的内关穴，顺时针方向揉按约100次。用力匀称适中，以揉按部位皮肤发红为宜。

4.分推腹阴阳

从中脘穴向腹部两侧分推60次。

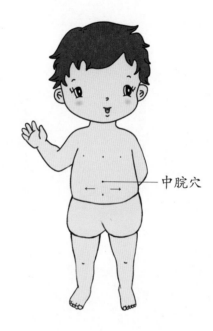

——中脘穴

5.按揉足三里穴

133

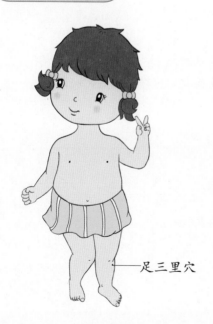

——足三里穴

足三里穴位于人体外膝眼下四横指、胫骨边缘。宝宝吃奶半小时后，家长洗净双手，用拇指的指尖轻轻按揉宝宝的足三里穴约100次。力度要适中，节奏要舒缓，以免引起宝宝不适。

以上按摩手法可以同时使用，也可以根据宝宝的状况使用一种或两种。按摩时要循序渐进，不可过于急躁。

134

小贴士

如果宝宝吐奶严重，家长应及时带宝宝到专科医院就诊，对症施治，以免延误病情。

持续打嗝不用慌，
中医按摩有妙招

打嗝是横膈膜痉挛收缩而引起的常见生理现象，常常出现于饮食过饱之后。打嗝的原因很多，食用过冷或过热的食物，或过度紧张兴奋，或突然受凉，或突然吸入冷空气等，都可能引起打嗝。也有一些打嗝，可能是其他疾病引起的，如脑炎、中暑、肺部或胸膜或膈肌病变、病后体虚、劳累过度、药物过敏等。

由于宝宝神经系统发育尚未健全，吸吮和吞咽动作不协调，在哺乳或吃饭时胃囊中容易吸入空气，很容易引起打嗝。一般情况下，打嗝很快会过去，但是持续性打嗝也会让宝宝不适。下面介绍几种有效缓解宝宝持续打嗝的按摩方法。

135

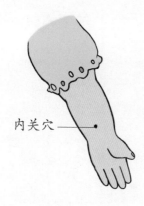

内关穴

按揉内关穴：内关穴位于人体手掌横纹后2寸的两筋间。家长将大拇指指纹面放在宝宝内关穴处，沿着顺时针方向做旋转按揉，约300次。按摩次数和力度可根据宝宝打嗝症状的轻重而定，轻者次数可减少，重者可多些。

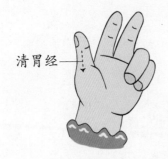

清胃经

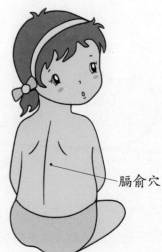

膈俞穴

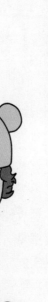

大肠俞

136

清胃经：约200次。

按揉膈俞穴：膈俞穴位于背部第七胸椎棘突，正中线旁开1.5寸处。以拇指螺纹面置于该穴处，沿顺时针方向按揉约100次。

按揉大肠俞：大肠俞位于腰部，当第4腰椎棘突下，旁开1.5寸处。以拇指螺纹面置于该穴处，沿顺时针方向按揉约100次。

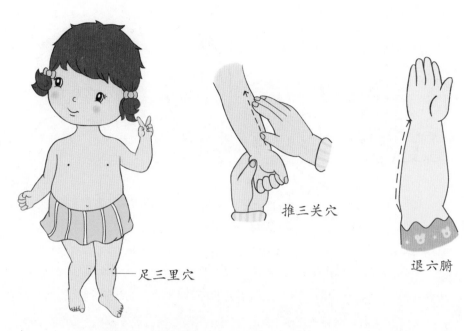

推三关穴

退六腑

足三里穴

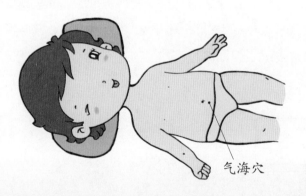

气海穴

　　如果按揉后宝宝仍然打嗝，可将手掌放在宝宝的脐部，沿着顺时针方向做旋转按摩约2分钟。接着用手掌横擦宝宝的背部，以局部皮肤微微发热为宜。

　　如果喝热的东西会减轻打嗝、喝冷的东西会加重，那是胃寒引起的打嗝。可加推三关穴约200次，按揉气海、足三里穴各300次。

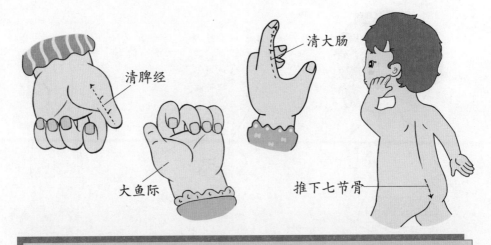

清脾经

清大肠

大鱼际

推下七节骨

如果宝宝打嗝时声音洪亮，伴有口臭、口渴、喜欢喝冷的东西、小便短赤、大便秘结等症状，则为胃热引起。可加退六腑200次、推下七节骨60次。

如果宝宝打嗝时伴有厌食、脘腹胀满、嗳腐吞酸、舌苔厚腻等症状，则为食滞引起。可加清、补脾经各200次、清大肠约200次、揉大鱼际约100次。

如果宝宝不高兴或生气时出现打嗝，可加揉内关、足三里穴各200次，分推腹阴阳约200次。

小贴士

按摩时要注意手法和力度的配合，家长可根据宝宝的症状，适当地增减相应的穴位及手法，以达到最佳治疗效果。在做此类按摩时，有些宝宝的按摩力度要大些，效果才会好，家长可采用循序渐进的方式增加按摩的力度，以宝宝能够适应为宜。

如果宝宝打嗝是由疾病引起的，建议家长带宝宝到有关医院就诊。

常揉内关穴，食积呕吐不再来

家长总是尽可能地把好吃的东西留给孩子吃。而宝宝看到好吃的东西，总要吃个够。然而宝宝的脾胃还在发育过程中，清化能力有限，很容易形成积食。积食又会引起恶心、呕吐、食欲不振、厌食、腹胀、腹痛、口臭、手足心热、皮色发黄、精神委靡等症状，从而影响宝宝的身体健康。

宝宝呕吐时，可以进行以下按摩。

按揉足三里穴：约200次。

按揉内关穴：约200次。

按摩腹部：将掌心放在宝宝腹部，做旋转按揉，顺时针、逆时针方向各做一次，约1分钟。

139

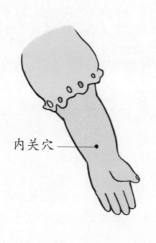

内关穴

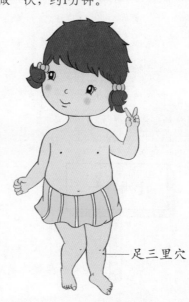

足三里穴

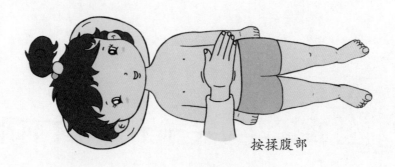

按揉腹部

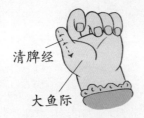

清脾经

大鱼际

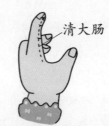

清大肠

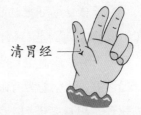

清胃经

140

如果宝宝伴有口臭、呕吐物中含有未消化的乳块或食物残渣、大便量多、气味酸臭、腹部鼓胀等症状，可加清脾经约200次、按揉大鱼际约200次、清大肠约300次。

如果宝宝吃了不干净的食物造成呕吐，可加清胃经约200次、清大肠约200次、揉大鱼际约100次。

小贴士

小儿呕吐的原因很多，积食只是其中的一项。家长在按摩前需要仔细辨证。

感冒引起的呕吐：宝宝有发热、流鼻涕、咳嗽等感冒症状。除运用治疗感冒的基本按摩手法外，可加按摩腹部约1分钟，然后用双手大拇指指纹面，由宝宝中脘穴至脐部向两旁分推约100次。如果疗效不明显，可再增加按揉内关穴约100次、清肺经约200次。

脾虚引起的呕吐：患儿伴有脾胃虚弱、神疲乏力等症状。可加补脾经约300次、按揉板门约200次、捏脊约1分钟。

虚寒型呕吐：宝宝的呕吐物是清稀黏液（没有臭味），患病时精神不振、面色苍白、手脚冰凉、大便溏薄、小便色清，需用温补法来驱寒。可在治呕吐的基本按摩手法外，加补脾经约300次、按揉板门100次，然后用手掌横擦患儿的肩背及腰骶部。

141

实热型呕吐：宝宝的呕吐物呈酸臭或为黄水，伴有身热、口干口渴、情绪烦躁、大便发臭或者大便秘结、小便色黄量少等症状。在治疗呕吐的按摩手法外，可加清脾经约300次、清大肠约200次、退六腑约200次、推下七节骨约150次。

 # 宝宝去疳积，经络显神通

如果喂养不当，很容易导致宝宝脾胃受损，引起宝宝营养不良，摄入蛋白质、能量等不足，形成慢性营养缺乏症。继而出现生长发育缓慢，体重增长停滞或下降，宝宝出现面色苍白、乏力、厌食、肌肉松弛、腹部胀大、头发干枯、青筋显露等症状。这种由于营养不良引起的病症，中医就叫"小儿疳积"。

小儿疳积多见于3岁以下的宝宝，有人称之为"奶痨"。中医将这种病症分为"疳症"和"积滞"。"疳症"大多是"积滞"的进一步发展，所以要尽可能地防患于未然。这种病症会严重影响宝宝的生长发育，还可能引起其他疾患，所以应及早诊治。对于小儿疳积的按摩，要根据宝宝具体症状的不同来选择按摩手法。

如果宝宝出现形体消瘦、体重不增、腹部胀满、吃饭不香、大便不调或常有恶臭、尿如米泔等症状，并伴有精神不振、睡眠不佳、面色萎黄、毛发干燥等表现，则可能是由乳食伤脾引起，也就是上面提到的"积滞"。可采用以下按摩手法：

按揉大鱼际：约100次。

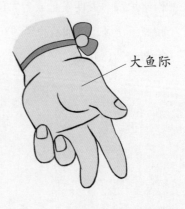

大鱼际

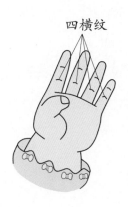

四横纹

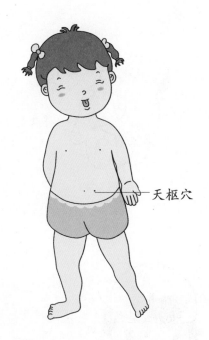

天枢穴

143

推四横纹穴：四横纹穴位于掌面食指、中指、无名指、小指间关节横纹处。四指并拢从食指横纹处向小指横纹处做直推，约300次。

按揉天枢穴：约100次。

　　如果宝宝出现持续消瘦，毛发稀疏、枯黄，腹部凹陷、大便溏薄，精神委靡或烦躁、晚上睡不安宁，哭声低微、四肢发凉等症状，其疳积已经很严重，应及时送往医院诊治。按摩治疗的重点在健脾、益气、养血。

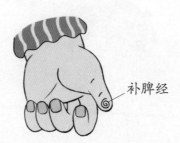

补脾经

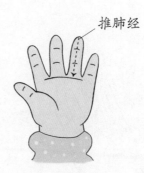

推肺经

144

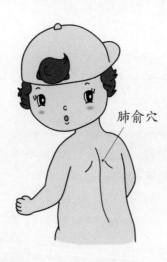

肺俞穴

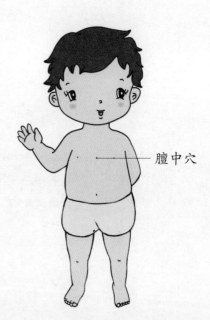

膻中穴

补脾经：约300次。按揉足三里60次。

如果宝宝还伴有咳嗽的症状，可加推肺经约300次、按揉肺俞约200次、按揉膻中穴约100次。

小贴士

　　小儿疳积是一种慢性营养不良的疾病，发病初期不是很明显，但细心的家长还是可以从宝宝日常的饮食表现中发现端倪。如果宝宝患上了小儿疳积，应及早治疗。家庭按摩时，要分清宝宝病症所处的阶段，对症按摩。推拿一般情况下一天2～3次即可，最好在宝宝进食一个半小时后进行。

知道更多：宝宝疳积的预防和调理

1. 合理安排宝宝的饮食，注意日常饮食的搭配和分量，培养良好的饮食习惯。

2. 及早纠正宝宝偏食、挑食的习惯。

3. 及时给宝宝做身体检查，如果发现宝宝缺乏某种营养元素，应及时按照医嘱补充。

4. 宝宝患病期间，避免吃过咸、过辣或有刺激性的食物。

5. 宝宝患病期间，可多吃一些益气养血、易消化的食物，补充患病造成的体能消耗。

6. 注意饮食卫生，尤其是在炎热的夏季，避免宝宝感染其他胃肠道疾病或寄生虫病。

轻轻按揉，风寒头痛不见了

宝宝抵抗力较弱，很容易出现风寒头痛。而宝宝白天运动量大，晚上睡觉踢被子，也很容易感染风寒，引起头痛。

宝宝感染风寒引起的头痛，主要表现为恶风畏寒、喜裹头、苔薄白、脉浮或浮紧。常发病于冷热交替之际，以冬天最为常见。近年来随着空调的普及，夏天此病也有高发的趋势。

以下的按摩手法就可以缓解风寒头痛：

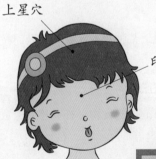

上星穴

印堂穴

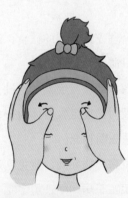

推坎宫穴

家长以双手中指为主，食指、无名指为辅，分别同时按摩宝宝的太阳穴，沿着顺时针方向做按揉，反复约100次。推坎宫100次，点按印堂穴100次。

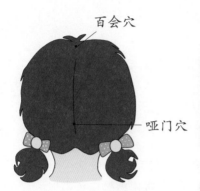

百会穴

哑门穴

家长将拇指按于宝宝的太阳穴上，然后将双手四指张开，其间相隔约一指宽，同拇指一起向上，沿着宝宝上星穴（位于人体头部，当前发际正中直上1寸处）、百会穴等穴位向后推至哑门穴（位于人体项部，当后发际正中直上0.5寸处）。

147

最后，用拇指沿着宝宝太阳穴，顺着率谷穴（人体耳尖直上入发际1.5寸处）推至风池穴，反复约10次。在具体的按摩过程中，家长可视宝宝的头痛程度，增减次数，以达到最佳的按摩效果。

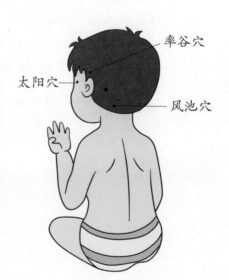

率谷穴

太阳穴

风池穴

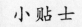

小贴士

　　一般风寒头痛会伴有相关的症状，在做按摩前，家长需仔细观察分辨，针对相关的症状进行按摩。

知道更多：风寒头痛的预防

1. 适时增减宝宝的衣被，避免因气温变化引起宝宝生病。

2. 培养宝宝健康的生活习惯，避免大热大冷，以免风寒入侵。

3. 培养宝宝良好的就寝习惯，努力改掉宝宝晚上踢被子的坏毛病。

4. 寒冷季节外出时，要戴帽子，系围巾。

按摩巧治小儿扁桃体炎

扁桃体发炎多是由于细菌感染造成，经常发病的孩子，一般在7岁之后便会逐步减少发病频率。此时孩子对于这种疾病的感染原已经形成抵抗力，只要平时加强对宝宝的调理和看护，就不会有大的问题。

扁桃体发炎后，宝宝会出现吞咽困难、发热、咽部疼痛、咳嗽、呕吐等症状，少数病重者还可能发生热性惊厥。这时宝宝颈部及颌下的淋巴结变得肿大，可以摸到表面光滑的肿块。这种淋巴结肿大的现象有时候会在其他症状消退后，再持续数周。宝宝扁桃体发炎后，如果咽喉疼痛、不思饮食的情况持续超过24小时，家长应赶快带孩子去医院就诊。

对于扁桃体经常发炎的宝宝，家长也无需惊慌。只要经常做相应的按摩，就可以预防其发炎。

清肺经：约300次。

149

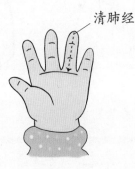

清肺经

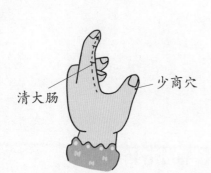

清大肠　　　少商穴

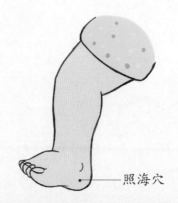

照海穴

掐少商穴30次。

清大肠100次。

点按照海穴：照海穴位于人体足内侧，内踝下方凹陷处。将大拇指或食指放在宝宝的照海穴处做点按，约1分钟。

天突穴

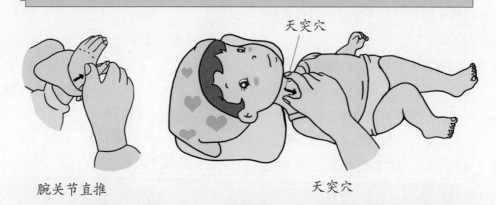

腕关节直推　　　　　　　　　　　　　天突穴

　　除以上按摩手法外，家长还可以用拇指从宝宝的腕关节桡侧缘向虎口做直推，约100次，切记不要反方向操作。接着让宝宝呈仰卧状，将拇指、食指的指纹面分别放在宝宝天突穴的两侧（天突穴位于颈部前正中线下，两锁骨间，胸骨上窝中央），由上向下轻轻做推擦，约200次。这个过程中用力要轻，不可过重，并尽量保持一定的节奏，以免引起宝宝不适。

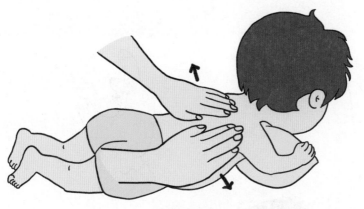

脊柱直推

然后让宝宝俯卧在床上，用掌根从下向上由中央向两边推宝宝脊柱两侧的肌肉，以受推部位的皮肤微微发热为宜。

151

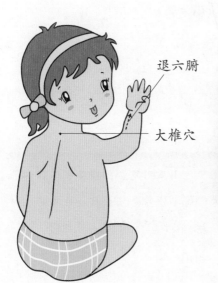

退六腑

大椎穴

如果宝宝伴有发热怕冷、嗓子疼痛难下咽、鼻塞体倦、头身疼痛、咳嗽有痰等症状，则为风热侵犯引起。可加退六腑约300次，按揉大椎穴约300次。

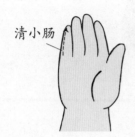

清小肠

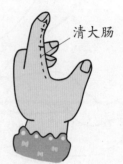

清大肠

152

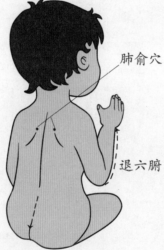

肺俞穴

退六腑

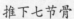
推下七节骨

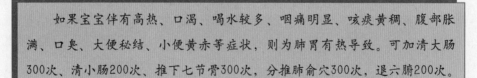

　　如果宝宝伴有高热、口渴、喝水较多、咽痛明显、咳痰黄稠、腹部胀满、口臭、大便秘结、小便黄赤等症状，则为肺胃有热导致。可加清大肠300次、清小肠200次、推下七节骨300次，分推肺俞穴300次，退六腑200次。

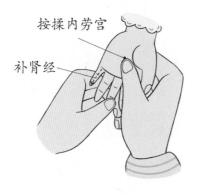

按揉内劳宫

补肾经

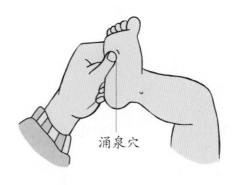

涌泉穴

如果患儿伴有低热（下午较明显）、咽部发干、轻微咽痛（说话多或者吃辛辣的食物后会加重）、干咳无痰、吞咽有异物感、精神较差等症状，则为阴虚火旺导致。可加补肾经约300次，运内劳宫约100次，推涌泉穴约200次。

小贴士

患儿发病的原因不同，按摩手法也会有所不同。如果家长判断不准，可在征求专业医生后，再进行对症按摩。

5种按摩防治宝宝咽炎

小儿咽炎是一种常见疾病，发病时宝宝咽部有异物感，出现咽痛、咳嗽、痰液黏稠不易咳出、发热、厌食、声音嘶哑等症状。但宝宝年龄小，很多感受很难说出来，只是哭闹、不吃饭，待家长发现时，已经很严重了。现在治疗咽炎的常用药物，大多为清

热解毒药，小儿怕苦不愿喝。有没有什么不吃药的办法，治疗宝宝的咽炎呢？

中医认为，咽炎的发病多由风热邪毒侵袭咽喉部，或胃腑郁热、上冲咽喉，或虚火上炎所致。按摩主要针对这几种不同的病因来操作。

具体按摩方法：

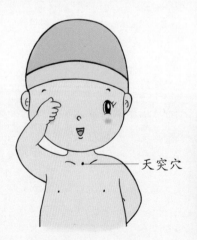

天突穴

1. 挤捏按揉天突穴：天突穴位于人体胸骨切迹上缘凹陷正中处。家长洗净双手，分别对宝宝的天突穴进行挤捏按揉，约100次。

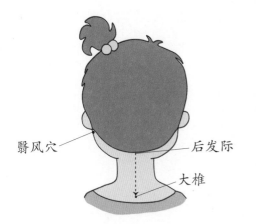

翳风穴
后发际
大椎

2. 揉按翳风穴：翳风穴位于耳垂后，耳后高骨下的凹陷中。揉按，约1分钟。

3. 推后颈部：沿后发际往下推至大椎，约1分钟。

4. 按揉曲池穴：约300次。

5. 按揉合谷穴：约300次。

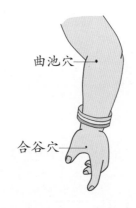

曲池穴

合谷穴

155

小贴士

在按摩时，应尽量避免宝宝着凉，以免引起其他并发症。按揉时用力尽量轻柔，特别是在按揉喉部时。

知道更多：小儿咽炎的预防与调理

1. 注意保持宝宝口腔卫生，晨起、饭后、睡前要刷牙。

2. 经常开窗通风，避免粉尘、烟雾及有害气体在室内积聚，刺激宝宝的咽部。

3. 加强身体锻炼，以增强宝宝的抵抗力。

4. 如果宝宝总是流鼻涕，要保持宝宝鼻腔的通畅，经常给宝宝擦鼻涕。

5. 日常饮食要清淡，特别是患病期间，应多喝温开水，避免吃刺激及辛辣的食物，应多吃一些富含维生素的食物。

 # 口舌生疮，按摩也有效

夏秋季节，天气炎热干燥，口舌疮成为宝宝的高发病。宝宝因此哭闹拒食，夜啼不眠，时间长了对健康发育产生不利影响。

宝宝口舌生疮时，口腔或舌面会出现小面积的溃疡，嘴巴疼痛、流涎，同时伴有食欲不振、烦躁不安等症状。治疗以药物内服和外治为主，但此时宝宝往往拒绝进食，所以服药很难，而外治涂抹的药物有一定的刺激性，宝宝也不容易接受。

中医认为，小儿口舌生疮多因脾胃郁热、湿热所致。所以按摩主要针对这几个方面进行。下面介绍一些实用的按摩治疗方法。

157

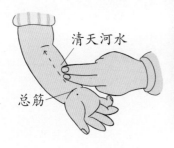

清天河水：约200次。

按揉总筋：总筋位于掌后腕横纹中点处。将拇指指纹面放在宝宝总筋处，沿顺时针方向做按揉，约300次。

小贴士

　　小儿口舌生疮多因内火引起，所以按摩应以泻为主，补为辅。按摩时用力要适当。如果用滑石粉作为介质，效果会更好。

知道更多：小儿口舌生疮的预防与调理

1. 平时注意给宝宝多饮水，少食辛辣刺激的食物。

2. 保持宝宝口腔卫生，保证足够的营养供应，给宝宝多补充一些富含B族维生素和维生素C的蔬菜、水果。

3. 避免让宝宝吃过烫、过咸、过硬的食物，以免损伤口腔黏膜。

 # 轻轻按揉，巧对
宝宝长牙不适

宝宝一般在6个月左右长出第一颗牙，2岁前后长齐20颗乳牙。有些宝宝在长牙的过程中出现不适，如烦躁不安、流口水、乱咬东西、喜吃手指等。虽然大多数不适症状会随着牙齿的生长慢慢消失，但是如果护理不好的话，会对宝宝的牙齿带来很大影响，甚至可能影响恒牙的健康。

流口水：宝宝长牙时，牙齿的萌出刺激牙龈神经，使唾液腺分泌增加。宝宝的口腔浅，吞咽功能还不完善，所以多余的口水就会顺着嘴角流出来，

这是正常的生理反应。在这个过程中要注意宝宝的口腔卫生和保健，以免引发口腔疾病。如果口水流得厉害，或是1周以后仍经常流口水，需去医院进行诊治。

牙龈痒、牙龈疼痛等：牙齿萌出对宝宝的牙龈神经造成一定刺激，引起牙龈痒、牙龈疼痛等，一些宝宝还会伴有喜欢咬东西的习惯。随着牙齿的长出，这些症状就会逐渐消失。

倘若宝宝因长牙出现发热、拉肚子等现象，家长就要带宝宝去医院检查。

159

下面介绍缓解宝宝不适的按摩方法：家长洗净双手，用中指或食指的指纹面轻轻揉按宝宝的地仓穴和承浆穴（地仓穴位于口角旁，承浆穴位于颏唇沟的中央）。

注意：用力一定要轻柔，以免弄痛或弄伤宝宝。

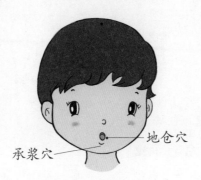

承浆穴　　　地仓穴

160

知道更多：宝宝长牙时，家长要注意什么

1. 为宝宝多准备一些方巾或干净的围嘴，及时擦拭口水，以免引起局部皮肤感染。

2. 避免给宝宝吃过于辛辣刺激的食物。

3. 如果宝宝流口水造成皮肤发红，甚至糜烂、脱皮等现象，家长除准备一块干净柔软的棉布，为宝宝轻轻擦揉，还应及时就医，以免发生皮肤感染。记住：用力一定要轻，以免弄伤宝宝皮肤。

宝宝近视,眼部按摩不可缺

随着电脑、电视的日益家庭化,宝宝近视的年龄也越来越提前。近视原因可分为遗传和后天影响两种。后天因素多与宝宝不注意用眼卫生有关,如看书时灯光过于昏暗、姿势不正确、在车上读书读报、看电视或电脑时间太长或离得太近等。此外,营养不良、龋齿等也可能引发小儿近视。

中医认为,眼睛有问题,一般是肝出了问题。所以按摩治疗主要从这方面着手。需要指出的是,这时所说的按摩手法主要针对假性近视而言。若为遗传性近视,可能效果不明显。

161

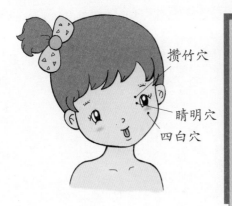

攒竹穴

睛明穴

四白穴

按揉坎宫穴:自眉头至两眉梢成一直线,这就是左右坎宫穴。约100次。

刮眼眶:约120次。

按揉睛明穴:约300次。

按揉四白穴:约300次。

按揉攒竹穴300次:攒竹穴位于眉毛内侧边缘凹陷处。

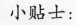 小贴士：

　　近视是日积月累造成的，所以按摩手法不会很快产生效果。要想提高疗效，需要辅以用眼习惯调整和饮食调理。

知道更多：小儿近视的预防与调理

 162

1. 让宝宝养成良好的用眼习惯，不在过暗或过强的灯光下看书，不在颠簸的车上看书。

2. 不用脏手或脏的东西揉眼睛。

3. 合理调整饮食，多给宝宝吃一些明目的食物。

4. 看书或看电视的时间久了，要让宝宝看看远处或休息一会。

5. 加强宝宝日常营养，积极根治龋齿等疾病，多带宝宝参加一些野外活动。

6. 每天做眼保健操。

按摩经络、穴位，治疗宝宝斜视

斜视是一种比较常见的小儿眼科疾病，由先天遗传、后天用眼不良或其他疾病引起。患儿在看东西时，两眼的视线发生偏斜，不能同时指向同一目标，以致外界的物象不能落在两眼视网膜对应点上，其眼球的运动及其在眼裂中的位置，无法由眼外肌调节，也无法由大脑控制。

中医认为，这种疾病主要与联系视觉的神经、穴位有关，通过按摩这些经络和穴位，就可以达到治疗的目的。

163

推眼眶

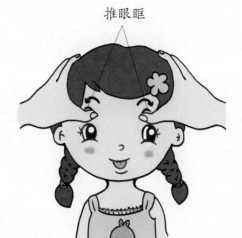

推眼眶：家长双手拇指指纹面沿着宝宝的眼眶自内向外推动上下眼眶，各60次。

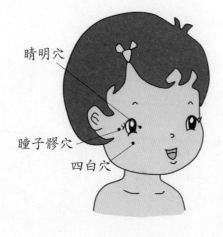

晴明穴

瞳子髎穴

四白穴

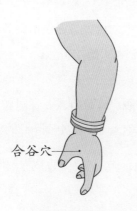

合谷穴

按揉晴明穴：晴明穴位于面部，目内眦角稍上方凹陷处。将食指、中指二指放在宝宝晴明穴，分别沿顺时针、逆时针方向做旋转按揉，约1分钟。

按揉瞳子髎穴：瞳子髎穴位于面部目外眦旁，当眶外侧缘处。将双手拇指指纹面放在宝宝瞳子髎穴，分别沿顺时针、逆时针方向做旋转按揉，约1分钟。

按揉四白穴：四白穴位于面部瞳孔直下，当眶下孔凹陷处。将双手拇指放在宝宝四白穴，分别沿顺时针、逆时针方向做旋转按揉，约1分钟。

拿合谷穴：合谷穴位于手背虎口处，当第一掌骨与第二掌骨间凹陷中。用拇指与中指拿宝宝合谷穴，约10次。

小贴士

宝宝眼部肌肉十分娇嫩，按揉过程中一定要注意控制力度，手法不可过重过快，以免引起宝宝眼部不适。

简易按摩法，
过敏性鼻炎不用怕

　　小儿过敏性鼻炎是一种常见的病症，春、秋及冬季为其高发季节。小儿过敏性鼻炎容易反复发作。宝宝患病后出现鼻痒、流涕等症状，还有的宝宝由于鼻塞整夜无法入眠，白天昏昏沉沉、情绪烦躁，极易发怒。

　　一般来说，诱发宝宝过敏性鼻炎的原因主要有以下几种：

　　1．吸入致敏原。包括飘浮在空气中的尘螨，动物的皮毛和气味，棉花絮、杨絮、柳絮等絮状物，植物花粉等，这是过敏性鼻炎最多见的诱因。

　　2．病从口入。包括富有刺激性的食物或极易引发小儿过敏性鼻炎的食物，如海鲜、鸡蛋、牛羊肉、面粉、花生、大豆等。

　　3．皮肤性接触。化妆品、油漆、汽油、酒精、石灰粉等富有刺激性的东西，容易引起小儿过敏性鼻炎。

　　此外，冷热交替、天气潮湿等，也极易引起小儿过敏性鼻炎。

　　鼻炎发生前最为明显的症状就是打喷嚏、流鼻涕，特别是早晨和晚上。宝宝会出现揉眼睛、揉鼻子的行为，还会出现闻不到味道、听不清声音、头痛头晕等症状，需要及时发现、及时到医院治疗。

165

中医认为，小儿过敏性鼻炎主要与肺、脾、肾三脏有关，多为虚寒入侵三脏，导致功能性紊乱。所以按摩治疗小儿过敏性鼻炎，也主要从这几个方面入手。

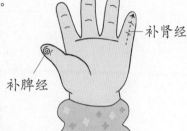

补脾经：约300次。

补肾经：约300次。

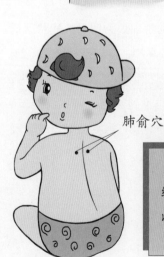

迎香穴

按揉迎香穴：迎香穴位于人体鼻翼外缘中点处。家长洗净双手后，将双手食指指纹面放在宝宝鼻翼两侧的迎香穴处，对称地做旋转按揉，约200次。

肺俞穴

搓擦鼻翼两侧：用中指指纹面快速搓擦宝宝鼻翼两侧，以局部皮肤透热为宜。

按揉肺俞穴：300次。

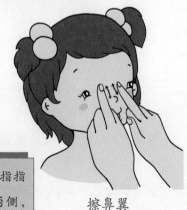

擦鼻翼

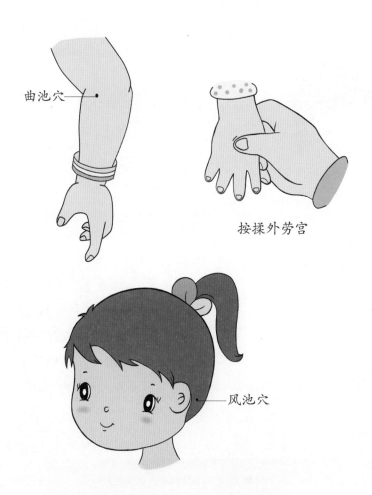

曲池穴

按揉外劳宫

风池穴

如果患儿出现鼻痒、鼻塞、喷嚏频作、流大量清水涕，同时伴有发热、恶寒、头痛等症状，则为风寒犯肺导致的过敏性鼻炎。可加按揉外劳宫约300次，按揉曲池、风池穴各10次。

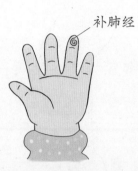

补肺经

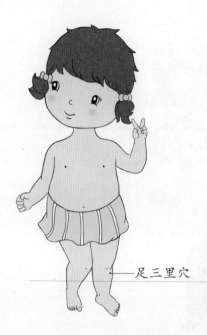

足三里穴

　　如果宝宝出现鼻塞鼻胀较重、嗅觉迟钝、头重头昏、四肢无力，同时伴有食欲不振、大便溏薄等症状，则为肺脾气虚导致的过敏性鼻炎。可加补肺经约300次，按揉腹部约2分钟，按揉足三里穴约1分钟。

　　如果宝宝为常年性过敏性鼻炎患者，病发时鼻塞不通、喷嚏连作、清涕难敛，早晚最为厉害，通常伴有神疲乏力、畏寒肢冷、头晕耳鸣、腰膝酸软等症状，则为肾气亏虚导致的过敏性鼻炎。可加按揉脾俞、肾俞穴各1分钟，横擦命门穴，以透热为度。

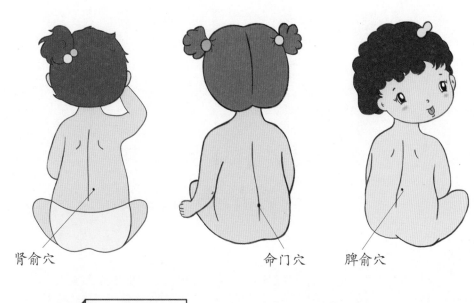

肾俞穴　　　　　　　　　　命门穴　　脾俞穴

小贴士

　　小儿过敏性鼻炎的按摩主要是调理身心，达到三脏调和的目的。如果宝宝的鼻炎十分严重，可在按摩之外，加药物、针灸等治疗方法。

知道更多：小儿过敏性鼻炎的预防与调理

1. 避免让宝宝接触可能引起过敏性鼻炎的东西。室内经常通风换气，经常清扫卫生。

2. 食物中避免加入过多刺激性或可能引发宝宝过敏的东西。

3. 引导宝宝加强体育锻炼，增强身体的抵抗力和免疫力。

4. 注意宝宝日常的保暖和防寒，及时更换衣物。

5. 患病的宝宝可适当补充一些富含维生素A和B族维生素的食物。

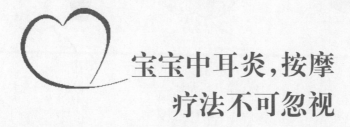

宝宝中耳炎,按摩疗法不可忽视

170

小儿中耳炎是一种常见的耳部疾病,是普通感冒或咽喉感染等上呼吸道感染所引发的并发症。常见于8岁以下儿童,其他年龄段的人群也有发生,不过几率要小得多。

小儿中耳炎发病后,会出现耳内闷胀感或堵塞感、听力减退及耳鸣等症状。中耳炎可分为非化脓性中耳炎和化脓性中耳炎两大类。化脓性中耳炎由化脓性细菌引起,可分急性和慢性两种。急性中耳炎最为常见,如果治疗不及时,可能转变为慢性中耳炎。急性上呼吸道炎症、小儿哺乳体位不当是该病的最常见诱因。此外,鼓膜外伤、过度用力擤鼻涕等也可诱发中耳炎。

中医认为,小儿中耳炎主要是因肝胆湿热、邪气盛行引起,所以按摩治疗时,应从平肝去热去邪着手。

方法一：

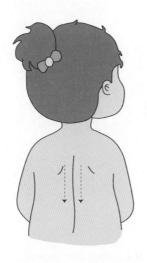

推脊柱：家长洗净双手后，双手掌根在宝宝脊柱两侧做直推。

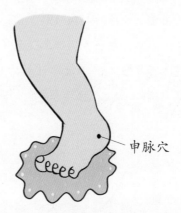

申脉穴

按揉申脉穴：申脉穴位于足外踝尖下凹陷中，按揉约300次。

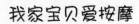
方法二：

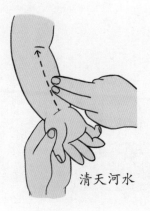

清天河水

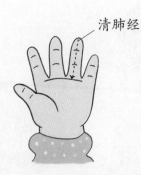

清肺经

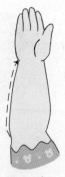

退六腑

如果宝宝开始时耳痛较轻，继而加重，呈现跳痛或针刺样疼痛，并伴有发热、恶寒、头痛、周身不适等症状，则可能为风热侵袭所致。可在使用上述按摩手法外，加清肺经约300次、清天河水约200次、清大肠约200次、退六腑约100次、按揉合谷穴约300次、按揉曲池穴约200次。

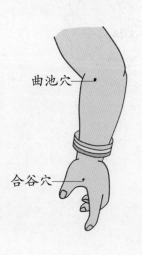

曲池穴

合谷穴

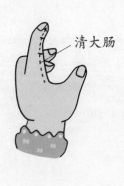

清大肠

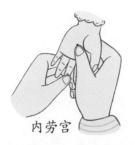

清小肠

内劳宫

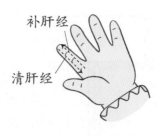

补肝经

清肝经

如果宝宝出现耳内疼痛、持续流脓、脓多而稠且带有腥臭气，并伴有发热、口苦咽干、大便秘结、小便黄赤等症状，则可能为肝胆湿热所致。可加清肝经约300次、清天河水约300次、按揉内劳宫约200次、清小肠约200次、推下七节骨约200次。

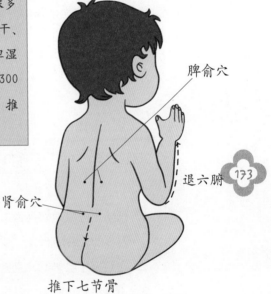

脾俞穴

退六腑

肾俞穴

推下七节骨

173

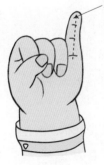

补肾经

如果宝宝耳内流脓、脓液稀薄、时出时止、缠绵不愈，并伴有听力减退、面色苍白、神疲乏力等症状，则可能为肝肾阴虚所致。可加补肝经约200次、补肾经约200次、推擦涌泉穴约1分钟、按揉三阴交穴约300次、按揉脾俞穴约200次、按揉肾俞穴约200次。

小贴士

　　小儿中耳炎发病之初的症状很难辨认，除高烧外，患儿还可能出现哭闹、情绪烦躁、经常以小手抚耳、不肯向一侧安卧、以头擦枕等症状，家长要细心观察，一旦发现及时送医就诊，以免延误治疗时机。如果按摩时，脓液仍然不断流出，而且量持续很多，则可能还有其他并发症存在，需马上送医院就诊。

　　按摩方法二根据宝宝的不同症状，增加相应的配穴和辅助手法；按摩方法一则为一般性按摩手法，在无法确定宝宝的具体症状时使用。由于按摩方法二对症而行，效果比按摩方法一要好些。在具体按摩时，家长可根据宝宝的接受程度和具体反应选择其中一种。

知道更多：小儿中耳炎的预防与调理

1. 预防上呼吸道感染及急性传染病，在传染病高发期，不要带宝宝去人多的公共场合。

2. 在给宝宝喂奶时，避免让宝宝平躺仰卧。

3. 不要用硬东西为宝宝掏耳朵，以免弄伤宝宝耳膜。

4. 纠正宝宝挖鼻子、擤鼻和随便冲洗鼻腔等不良的行为习惯。

5. 宝宝患病期间要注意休息，保证充足的睡眠。

6. 急性中耳炎的宝宝在休息时，应让病耳处于下侧，以便脓液流出。

7. 注意保持室内空气流通，经常开窗换气，同时注意保持宝宝鼻腔的通畅。

8. 如果宝宝患有鼻腔疾病，需及时治疗，以免再引发其他症状。

9. 生病期间，饮食宜清淡，最好以易消化的流食或半流食为主。

鼻子出血选按摩，预防治疗二重奏

春天的时候，万物复苏，天地阳气充裕，人体阳气也随之旺盛。宝宝身体比较弱，受不得阳气上冲，极易出现鼻子出血。

中医认为，婴幼儿鼻子出血多由肺热、胃热引起，所以预防和治疗时，也主要从这两个方面着手。

适当的按摩手法可以有效预防宝宝鼻子出血：

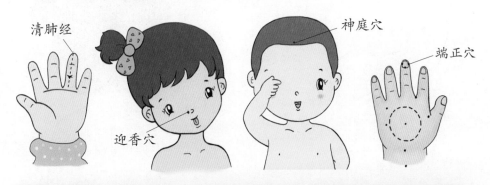

清肺经

迎香穴

神庭穴

端正穴

175

清肺经：约300次。

按揉迎香穴：迎香穴位于人体鼻翼外缘中点处。家长洗净双手后，将双手食指指纹面放在宝宝鼻翼两侧的迎香穴处，对称地做旋转按揉，时间约3分钟。

按揉神庭穴：神庭穴位于前发际线直上半寸处。将拇指指纹面放在宝宝的神庭穴，做旋转按揉，顺时针、逆时针方向对称进行，时间约3分钟。

掐端正穴止血。

用按摩手法治疗宝宝鼻子出血：

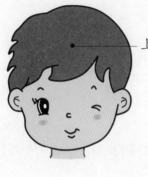

上星穴

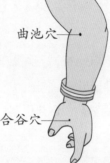

曲池穴

合谷穴

清肺经：约300次。

按揉迎香穴：100次。

按揉上星穴：100次。

按揉合谷穴：约300次。

176

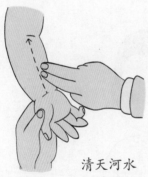

清天河水

大椎穴

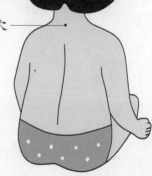

　　如果宝宝鼻子出血的同时伴有口干咽痛、咳嗽少痰、发热恶风、身体疼痛、头痛等症状，可在上述按摩手法外，增加清天河水约200次、按揉大椎穴约200次、按揉曲池穴约200次。

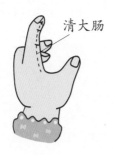

清大肠

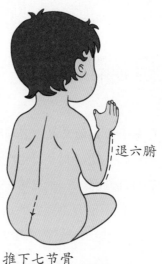

退六腑

推下七节骨

如果宝宝鼻子出血色红量多，伴有牙龈出血、口渴多饮、烦躁不安、口臭、大便秘结、小便黄赤等症状，可在上述按摩手法外，增加清大肠约300次、退六腑约300次、推下七节骨约200次。

小贴士

以上按摩手法仅针对一般性小儿鼻子出血使用。如果宝宝因内脏疾病或其他疾病引起鼻子出血，则应赶快送往医院治疗，按摩只能作为辅助治疗。如果宝宝因血液病导致出血，按摩应慎用。

知道更多

☞ **小儿鼻子出血的急救措施**

　　宝宝鼻子出血时，可用冷水洗脸，然后用药用棉塞住鼻腔止血。注意保持呼吸通畅，一般是堵一个鼻孔，或轮流为两个鼻孔止血。如果是左鼻腔出血，可以高举右手；右鼻腔出血可高举左手。如果这样还不能止血，应立即送往医院治疗。

☞ **小儿鼻子出血的预防与调理**

1. 在干燥的春季或炎热的夏季，要注意保障宝宝的饮水，外出游玩时要带足水。
2. 夏季要避免宝宝在太阳底下暴晒。
3. 冬季室内干燥，可适当洒些水，放一些绿色植物，或使用加湿器加湿。
4. 天气炎热干燥时，避免让宝宝吃过于辛辣或易上火的食物。
5. 让宝宝多吃水果蔬菜，养成均衡饮食的习惯。
6. 改掉抠鼻子的坏习惯。

按摩可以让宝宝
脱掉"胖子"外衣

现在生活条件好了很多，家长总是拿最好的东西给宝宝吃，结果造就了一大批小胖子。肥胖成了很多宝宝健康成长的拦路虎。

随着年龄的增长，肥胖带来的负面影响越来越明显，比如心血管疾病（高血压、高血脂、冠心病等）、脂肪肝、内分泌功能紊乱等。肥胖还使得宝宝行动迟缓、反应变慢，成为别的宝宝嘲笑的对象，严重影响了宝宝的心理健康，宝宝会产生自卑心理，甚至引发自闭症。

除了遗传性肥胖，一般性肥胖都可以通过合理的按摩和饮食调理得到缓解。

中医认为，肥胖是脾失健运、水湿停聚所致，所以针对肥胖的按摩治疗就要以调理脾胃、化湿利水为原则。通过有效的按摩，加快宝宝体内的新陈代谢，进而促进脂肪的消耗，达到减肥的目的。

179

让宝宝仰卧，用手掌和掌根顺时针（即从升结肠→横结肠→降结肠）按揉数次，约4分钟，手法以泻为主，兼用平补平泻法，可增加手法运行频率。可调节胃肠蠕动功能，健脾利湿。

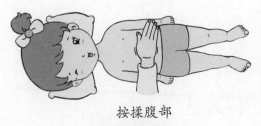

按揉腹部

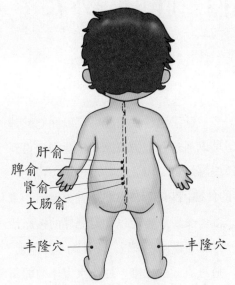

肝俞
脾俞
肾俞
大肠俞

丰隆穴　　　　　　丰隆穴

按揉背俞穴分布区域，以微红为度，重点按揉肝俞、脾俞、肾俞穴、大肠俞，点按三阴交穴各1～2分钟。摩擦背部、肩胛骨之间，以热为度。

点揉丰隆穴2分钟，点按足三里穴2分钟。

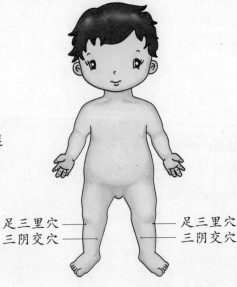

足三里穴　　　　　　足三里穴
三阴交穴　　　　　　三阴交穴

小贴士

在按摩的同时，还要辅以其他的减肥手段，如饮食调理、合理运动、按时作息等，方能达到最佳效果。

知道更多：常见的减肥方法

1. 调理饮食。让宝宝定时定量吃饭，避免暴饮暴食。要多吃蔬菜、水果、玉米、谷类等纤维素含量多的食物，少吃或尽量不吃糖、巧克力、西式快餐、油炸食品、动物脂肪、奶油制品等热量高的食物。

2. 合理运动。按照循序渐进的方式，安排一种到两种健身方式，如跳绳、步行、骑车、慢跑、踢球等，帮助宝宝消耗身体多余的脂肪。切忌突击性锻炼，以免伤害宝宝。

3. 按时作息。长期作息无序化会打乱宝宝的生物钟，引起内分泌紊乱，从而导致肥胖。

按摩帮你解除宝宝水痘困扰

水痘是一种急性传染病，由疱疹病毒引起，借助飞沫、空气，直接接触传播，传染性极强，一般高发于冬春两季，5~9岁宝宝的感染率最大，不过一次患病可获得终身免疫力。该病同流感一样，极易在人群集中的地方传播，如宝宝经常出入的幼儿园、小学等场所。传染方式除了飞沫外，患儿穿过的衣裤、用过的物品、玩过的玩具等都可能成为传染途径。

水痘的发病是一个渐进的过程，一般在发病前会有2~3周的潜伏期，发病出疹前会有低热、流涕、咳嗽等

症状出现，随后皮疹会在发热的当天或稍后出现，并在数小时内蔓延至全身。皮疹会演变为豆状的水泡，患部会有瘙痒感，之后会在2~3天内逐渐干瘪结痂，同样的过程可能要重复两三次。出水痘的部位主要分布于宝宝的躯干及头面部，四肢会较少。水痘发病后，只要照顾得当，一般会自愈。但也有个别较重的可能引发肺炎、中耳炎等疾病。

中医认为，水痘的发生是由于外感时邪病毒与湿热内蕴而引起的。按摩治疗要以调和脾、肺为主。

清肺经：约300次。

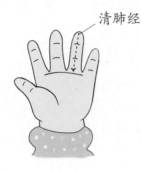

清天河水：约300次。

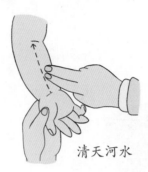

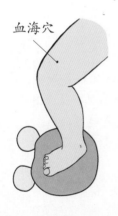

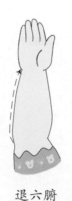

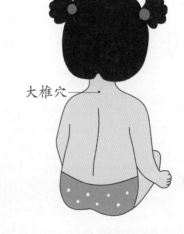

　　拿血海穴：血海穴位于人体大腿内侧髌底内侧端上2寸处，为股四头肌内侧头的隆起处。将拇指指纹面和食指、中指二指指纹面对称提拿，约50次。

　　如果宝宝皮疹分布稀疏，水痘清净明亮，有瘙痒感，并伴有发热、咳嗽、鼻塞、流涕等症状，可能为风热湿邪入侵所致。可加按揉二扇门约100次、退六腑约200次、按揉大椎穴约300次。

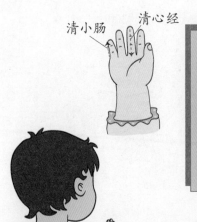

清小肠　清心经

退六腑

推下七节骨

如果皮疹分布稠密、疹色紫暗、疹浆混浊，并伴有高烧、心烦、口渴、牙龈肿痛、精神委靡、大便干结、小便短赤等症状，可能为湿热内蕴所致。可加清小肠约300次、清心经约200次、退六腑约100次、推下七节骨300次。

小 贴 士

宝宝水疱部位极易被弄破，所以按摩时要尽量注意避开水疱部位，以免弄破感染。

184

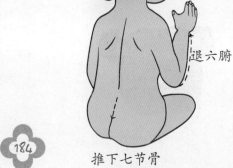

知道更多：小儿水痘的预防与调理

1. 宝宝患病后，应即刻将其隔离，避免与水接触，避免出水痘部位见风。

2. 患病后，要让宝宝多休息、勤洗手，最好将宝宝的指甲剪短，避免挠破水痘引发感染。

3. 宝宝患病期间，忌食辛辣油腻腥发食物，饮食当以清淡为主，多吃蔬菜、水果等。

4. 宝宝生病期间，要多喝开水。如果条件允许，可熬些绿豆汤给宝宝喝。

5. 少数宝宝生病期间可能会有肺炎、脑炎等并发症，若发现宝宝有高热不退、咳喘、呕吐、头痛、烦躁不安或嗜睡等症状，应及时送医院就诊。

宝宝中暑莫担心，父母双手赛"藿香"

在炎热的夏季，宝宝更容易中暑，6个月～2岁的宝宝最为多见。

中医认为，婴幼儿脏腑娇嫩，阴气未充，阳气未盛，机体调节机能还未完善，汗腺尚未完全成熟，身体散热不足，所以在夏季极易患上暑热症。一般表现为发热持久不退、口渴多饮、少汗或无汗、烦躁、咽喉红肿疼痛、唇干等症状。下面介绍治疗和缓解中暑症状的按摩手法。

185

清天河水

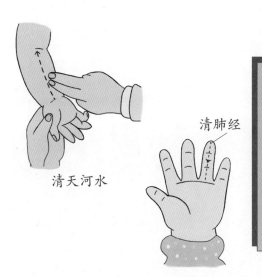

清肺经

清天河水：家长用双手食指和中指指面自宝宝的腕部向肘部做直推，约300次。

清肺经：让宝宝将无名指伸直，家长用拇指侧面或指腹，由宝宝指端向手掌方向做直线推动，约300次，切忌反向操作。

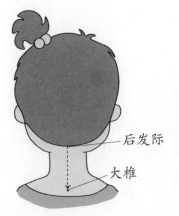

后发际

大椎

推天柱：天柱穴位于后发际正中至大椎穴。让宝宝呈俯卧姿势，用食指、中指的指纹面，自上向下直线推宝宝天柱穴，约200次。

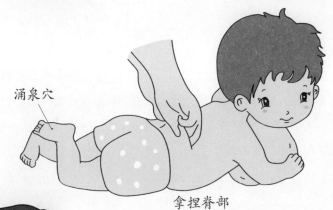

涌泉穴

拿捏脊部

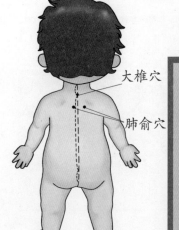

大椎穴

肺俞穴

揉大椎穴300次，分推肺俞穴100~300次。

捏脊：将拇指与食指、中指相合，从上往下连续捏拿宝宝脊柱部肌肤，约5遍，以脊部皮肤发红为宜。

擦涌泉穴：涌泉穴在人体脚底板上，属足少阴肾经，在足心前1/3的凹陷中。将拇指指纹面放在宝宝涌泉穴处，推擦约1分钟。

接着介绍几种针对不同症状的按摩方法：

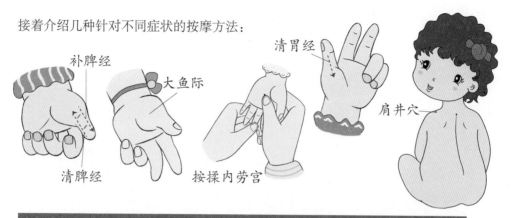

如果宝宝中暑后出现口渴、皮肤干燥无汗或很少出汗、情绪烦躁、嘴唇发红干燥等症状，可加清脾经、清胃经各200次、按揉内劳宫200次。

如果宝宝出现频繁小便、身体无汗、精神委靡、情绪烦躁等症状，可加补脾经300次、揉大鱼际约300次，揉肩井穴100次。

187

如果宝宝同时患有感冒，可加揉太阳穴、曲池穴、合谷穴各1分钟。

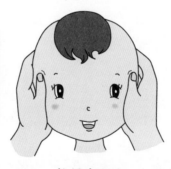

按揉太阳穴

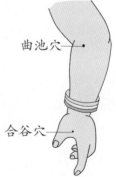

小贴士

小儿中暑有不同的症状表现，家长在按摩前要仔细甄别。要注意按摩力度，时间和次数可根据宝宝症状的表现适当增减。如果宝宝的症状较严重，建议到专科医院就诊。

做聪明父母,送宝宝一夜清梦

睡眠是宝宝生活中的大事,宝宝的内脏、大脑发育很大程度上是在睡眠中完成的。夜间啼哭,无法入眠,多见于新生儿及6个月以内的婴儿。这些宝宝白天安然入睡,夜晚则啼哭不止,或是定时啼哭,或是整宿啼哭,或是睡梦中突然醒来哭闹。

啼哭是宝宝表达不适和痛苦的一种方式,比如饥饿、惊恐、过冷、过热或是尿布潮湿,都会引起宝宝啼哭。家长只要针对这些原因,分别给宝宝哺乳、安抚、增减衣被,很快就会停止啼哭。

但也有一些宝宝,既没有受伤也没有生病,就是一直不停地哭,任你如何安抚都不管用。这种形式的啼哭可能是以下几种原因所致:缺钙、脾虚、心热、惊恐、食积等。

缺钙:缺钙的孩子往往夜间哭闹,还伴有其他症状,如多汗、枕秃、方颅、囟门闭合晚、指关节明显较大、指节瘦小无力等。在这种情况下,可以为宝宝补充维生素D和钙剂,让宝宝多晒太阳,不需要专门做按摩。

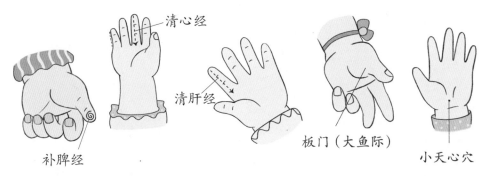

清心经

清肝经

板门（大鱼际）

小天心穴

补脾经

　　脾虚：宝宝哭声低弱，时哭时止，睡觉喜欢蜷缩成一团，喜欢揉按自己的腹部。四肢体温偏低，伴有腹痛，面色青白，唇舌淡白，疼痛时喜欢捂腹。家长可先给宝宝补脾经200次，清心经、清肝经各200次，接着用掌心沿着顺时针方向按揉宝宝的腹部、脐部各3分钟，按揉宝宝的足三里穴1分钟。接着按揉宝宝的板门约300次，推三关穴100次，摩中脘穴约3分钟，最后揉小天心300次。

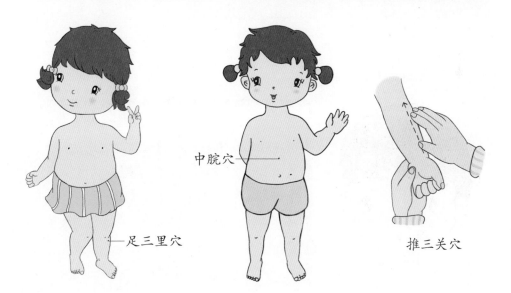

中脘穴

足三里穴

推三关穴

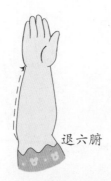

退六腑

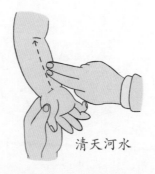

清天河水

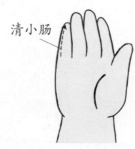

清小肠

心热：宝宝哭声较响，看到灯光后哭得更厉害，脸色和双唇赤红，神情烦躁不安，身体偏热，大便秘结干燥，小便短赤发黄，舌尖发红，舌苔薄黄，指尖发紫。家长可清宝宝的心经、肝经各100次，补脾经约200次，揉按足三里穴约1分钟。接着清天河水约200次、退六腑约200次、清小肠约300次、揉小天心穴300次。

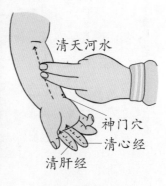

清天河水

神门穴

清心经

清肝经

百会穴

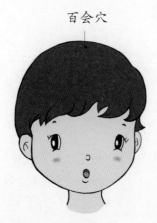

惊恐：宝宝夜间突然哭闹，抱起来后不停地盯着一个地方看，看完又害怕地把头埋在妈妈怀里，神情不安，时醒时睡，哭声时高时低、时急时缓，哭声惨而紧，脸色泛青，舌苔正常，指纹呈紫色。家长可清宝宝的心经、肝经各100次，揉按足三里穴、神门穴、百会穴各1分钟、揉小天心穴300次。

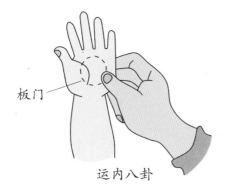

板门

运内八卦

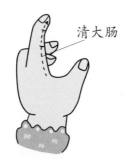

清大肠

食积：宝宝除了晚上哭闹，还伴有厌食吐乳、腹胀、大便酸臭、舌苔厚腻等症状。家长可清宝宝的心经、肝经各约100次，补宝宝脾经约200次，用手掌或掌根沿顺时针方向揉宝宝腹部、脐部各3分钟，揉按足三里穴1分钟。接着揉宝宝的板门穴约100次、运内八卦100次、清大肠300次、揉中脘约3分钟。

小贴士

宝宝夜啼的原因复杂，按摩手法较为繁复，家长在按摩前一定要注意辨识宝宝的具体症状，以免延误病情。在按摩过程中用力和速度要匀称适中，以免弄伤宝宝。如果按摩后仍无法见效，建议带宝宝去相关的专科医院就诊。

知道更多：宝宝夜啼的预防与护理

👉 预防

1. 注意天气变化，及时更换宝宝的衣被，不要让其过热或过冷，还要保持洁净。

2. 孕妇或哺乳期的妈妈，不要吃过于寒凉或辛辣、过热的食物。

3. 让宝宝养成良好的睡眠习惯，不要将宝宝放在摇篮或抱在怀中睡觉，也不要通宵开着灯，更不可让宝宝白天呼呼大睡（6个月以内的婴儿每天睡眠时间较长，白天也睡，则另当别论）。让宝宝养成定时睡眠的习惯。

👉 护理

1. 注意保持居室环境的整洁和安静，以免影响宝宝的睡眠。

2. 检查宝宝的衣服和被褥，看有没有可能引起宝宝不适的异物。

3. 宝宝哭闹时不要慌乱，要寻找原因，看是否是因为饥饿、过饱、闷热、寒冷、虫咬、尿布浸渍、衣被刺激等因素引起。

4. 不要让宝宝白天过累或过度惊吓。

5. 注意观察宝宝的日常表现，特别是大小便状况等，如有异常及时处理。

清除乳痂有必要

　　乳痂是新生宝宝的常见现象，常出现在6个月以下的宝宝身上。宝宝刚出生时，皮肤表面会有一层油脂，这些油脂与空气中的灰尘结合，便形成了乳痂。我国传统习俗认为，新生宝宝不宜洗澡洗头，殊不知时间长了，乳痂越积越厚。宝宝长了乳痂一般不疼不痒，对健康也没有明显的影响，随着年龄的增长，乳痂会自然消退。

　　不过，这并不意味着乳痂没有害处，一旦乳痂积到一定程度，就会影响到宝宝的健康。如果乳痂过于硬实，就会限制囟门的正常伸缩及缓冲功能，导致宝宝颅内压增高性脑病。如果乳痂掩盖了囟门，还会影响到医生对某些疾病的及时诊治。另外，乳痂里面藏污纳垢，会影响头部的外伤处理，导致并发性感染。

一般情况下，只要经常坚持给宝宝洗澡、洗头，就可以清除这些乳痂。但如果出现乳痂特别顽固的情况，家长可以考虑采用植物油按摩法来解决。

1. 选择纯净的植物油，如橄榄油、杏仁油等，使用前先加热消毒，待凉后使用。

2. 做按摩前，用清水洗净双手，同时用温水清洗宝宝头部，确保宝宝头上没有灰尘遗留。

3. 将植物油均匀涂抹在宝宝头皮的乳痂部位，然后将自己的手心或拇指的指纹面涂上植物油，在乳痂部位顺时针轻揉。按摩力度要轻缓，以免弄痛宝宝。等到宝宝头上的乳痂吸尽植物油，按揉停止。

4. 揉完后不必急于清洗，可让植物油慢慢地浸润乳痂数小时，待乳痂松软后，薄的部分会自然脱落，厚的部分则需要再涂一些植物油进行轻揉，此时有些乳痂会掉落。然后用婴儿专用的软齿梳子或小刷子，沿着一个方向轻轻刮刷。在此过程中，可再涂一些植物油。

5. 最后，用儿童专用洗发乳和温水洗净宝宝头部的油污。如果一次不能够清除彻底，可以反复操作几次。

如果找不到合适的植物油，也可以用婴儿专用洗发乳代替。这时轻揉的时间要更长一些，而且要连续做几次，才能彻底清除乳痂。

小贴士

由于宝宝的头骨、皮肤和毛发还很娇嫩，家长在涂抹植物油和轻揉的过程中，用力一定要尽量轻和匀，以免弄痛、弄伤宝宝。由于乳痂形成已久，不可能很快地清除，有些家长急于求成，还没等乳痂完全软化，就用手去抠，这样很容易弄伤宝宝。

百日咳，止于手下

百日咳是常见的急性呼吸道传染病，因感染百日咳杆菌导致。四季皆可发病，冬春季节高发。由于发病后拖延时间较长，有百日之多，所以称为"百日咳"。发病人群以5岁以下宝宝最为多见，年龄越小，病情越重，越容易诱发肺炎等并发症。

百日咳主要通过咳嗽时的飞沫传播，发病最初2~3周传染性最强，之后逐渐减弱。发病期间宝宝咳嗽不断，并伴有流涕、眼目肿陷、目红目赤、双目出血等症状。到了后期，会出现咳嗽减少、咳而无力、困倦无力、没有食欲等症状。

中医认为，百日咳的发病主要是由于外感风邪，引起肺功能紊乱所致。所以按摩治疗以调肺养气去风邪为主。

具体按摩方法：

方法一：

清肺经：约300次。

清天河水：约200次。

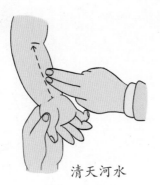

清天河水

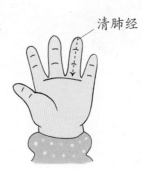

清肺经

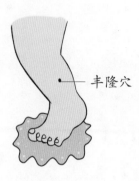

丰隆穴

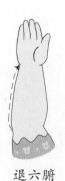

退六腑

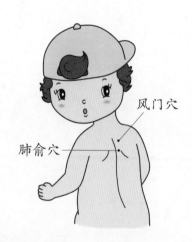

风门穴

肺俞穴

退六腑：约300次。

按揉肺俞穴：约100次。分推肺俞穴300次，揉按风门穴300次。

掐揉丰隆穴：丰隆穴位于人体的小腿前外侧，当外踝尖上8寸，距胫骨前缘二横指处。以拇指指端或中指端掐揉该穴，约50次。

方法二：

如果宝宝处于发病初期，可在使用上述按摩手法外，加推天门穴50次、按揉太阳穴约50次、拿风池穴约100次、拿肩井穴约50次。

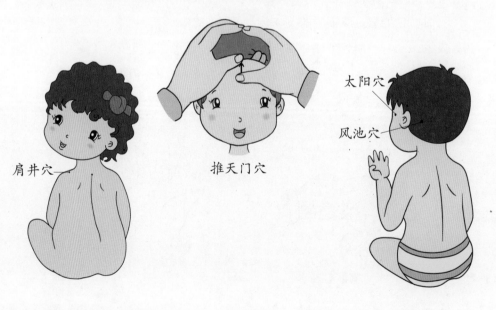

肩井穴

推天门穴

太阳穴

风池穴

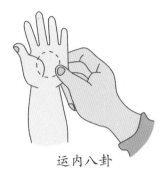

运内八卦

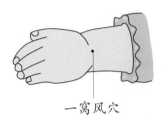

一窝风穴

如果宝宝处于发病中期，可加按揉大鱼际约300次、按揉一窝风穴约200次、运内八卦约200次。

如果宝宝处于发病后期（恢复期），可加按揉中脘穴约300次、按揉足三里穴约200次。

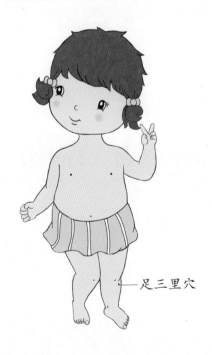

足三里穴

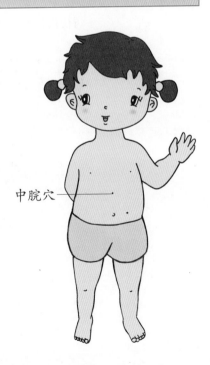

中脘穴

小 贴 士

按摩时要注意辨证施治，并注意宝宝是否还伴有其他症状或病症。如果咳嗽是由其他病症引起的，应当以原发病症的治疗为主。

按摩方法一可根据宝宝的不同症状而做相应的穴位增减，按摩方法二可根据宝宝发病的不同时间段做相应的穴位增减，两者都可以达到治疗宝宝百日咳的目的。家长可根据宝宝的病症情况、宝宝的接受状况选择其中之一。

198

知道更多：百日咳的预防与调理

1. 百日咳具有传染性，所以应隔离患病的宝宝，以免引起疾病扩散。

2. 加强预防，为宝宝注射百日咳疫苗。在该病流行季节，尽量避免带宝宝到人多的公共场所。

3. 宝宝生病期间，注意饮食的调理，要少食多餐，忌油腻辛辣食物。

腿脚抽筋原因多多，
辨证按摩效果好好

宝宝夜间睡觉、运动过度或游泳时，常常发生腿脚抽筋现象。抽筋的部位常集中于小腿和脚趾之间，有时候胳膊、手指等也会发生抽筋。

引起宝宝腿脚抽筋的原因很多，其中比较常见的有以下几种：

1. 寒冷刺激。睡觉时宝宝常常把被子踢掉，或是把脚露在外面，导致寒邪入侵，引起抽筋。

2. 剧烈运动。剧烈运动时，腿部肌肉连续收缩过快，处于紧张的状态。一旦放松了就难以适应，局部肌肉收缩与放松无法协调，导致抽筋。

3. 流汗过多。汗液流得过多，如不能及时补充体液或盐分，就会出现电解质紊乱，从而引发抽筋。

4. 劳累过度。宝宝因为贪玩而运动过度，肌肉得不到及时的放松，就

会出现疲劳性抽筋。

5. 睡眠、休息不足或休息过多。由于身体长时间不运动，血液循环减慢，二氧化碳在体内堆积，引起抽筋。

6. 睡姿不正确。宝宝睡姿不正确，如长时间仰卧、被子压在脚面，或长时间俯卧、脚面抵在床铺上，这时身体的某个部位处于长期的紧张或放松状态，一旦突然翻身或改变睡姿，就极易引起局部肌肉抽筋。

7. 缺钙。宝宝身体缺钙，肌肉处于兴奋状态时，极易引起抽筋。

此外，高热、癫痫、破伤风、狂犬病等也容易引起宝宝腿脚抽动。由于这些原因引起的"抽"，与前面讲到的抽筋不是一种病，宝宝往往同时伴有神志不清等表现，所以，家长最好带孩子到医院治疗。

199

一般情况下，按摩方法可以有效缓解腿脚抽筋的症状。

剧烈运动引起的腿部抽筋：

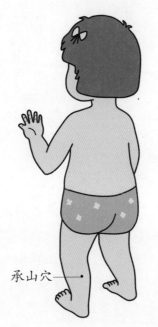

承山穴——

家长应迅速捉紧宝宝的脚拇趾，让其慢慢地伸直腿部。待宝宝的疼痛消失时，按揉承山穴100～200次。承山穴位于小腿后面正中，伸直小腿或足跟上提时，腓肠肌呈人字形的平角凹陷处。按揉足底约300次。

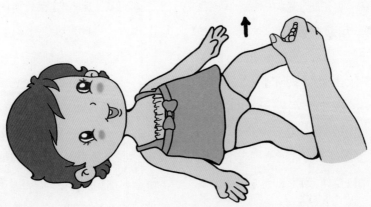

按揉足底

游泳导致的抽筋：

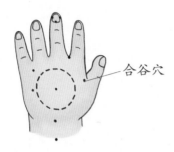
——合谷穴

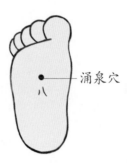
——涌泉穴

　　如果手指、手掌抽筋，可让宝宝双手握成拳头，奋力张开，再迅速握拳，如此反复进行，同时用力向手背侧摆动手掌。待抽筋缓解后，家长可按揉宝宝合谷穴约100次，按揉肘部约1分钟。

　　如果宝宝的小腿或脚趾抽筋，可参照"剧烈运动引起的腿部抽筋"进行处理。然后按摩宝宝的足底涌泉穴约300次，按揉腿部膝盖约2分钟。

　　如果宝宝大腿出现抽筋，可以弯曲抽筋的大腿，让大腿与身体成直角，并弯曲膝关节，然后两手紧抱小腿，使其紧贴大腿，然后伸直，如此反复。待抽筋状况缓和后，家长可按揉宝宝足底涌泉穴约300次，按揉足三里穴约200次，并用双手搓宝宝的腿部，直至发热为止。

　　半夜腿脚抽筋：家长可利用墙壁压挡宝宝的脚趾，将腿部尽力伸直，同时按揉宝宝的虎口。待疼痛、抽筋缓解后，按揉宝宝足底涌泉穴约300次，按揉足三里穴约200次，按揉大鱼际约100次。双手搓宝宝的腿部，至局部皮肤发热为止。

知道更多：怎样预防宝宝腿脚抽筋

1. 注意日常保暖，根据气候变化及时为宝宝增减衣被。晚上给宝宝盖好被踢掉的被子。

2. 让宝宝养成良好的睡姿，形成正确的睡眠习惯。

3. 控制宝宝的运动量，避免运动过度或过于劳累。

4. 游泳前，先让宝宝做热身运动，以免冷热变化太快，造成抽筋。

5. 多给宝宝吃一些富含钙、氨基酸的奶制品、瘦肉等食品，提高身体素质。

宝宝患冻疮，按摩穴位来对抗

寒冷的冬季，冻疮是折磨宝宝的常见问题。冻疮多发生在肢体的末梢和暴露的部位，如手、足、鼻尖、耳边、耳垂、面颊部等。冻疮边缘鲜红，中央青紫，摸着冰冷，压上去退色，去压后恢复较慢，患儿会有又胀又痒的感觉。如果遇热，冻疮部位还可能出现水泡，不慎弄破水泡后形成溃疡，需要更长的时间来愈合。

中医认为，宝宝皮肤娇嫩，受寒湿之邪影响，身体局部气血运行不畅，瘀血阻滞而发病。肢端血液循环不好、手足容易出汗以及慢性营养不良的宝宝更容易发生冻疮。冻疮一般发病于冬季，随着气候的转暖，病症部位可逐渐痊愈。

冻疮可采用以下按摩手法：

1. 家长洗净双手后，以揉、摩、擦等手法对宝宝的冻疮部位进行操作，时间约5分钟。

2. 若宝宝冻疮部位的局部发生了水泡或溃疡，应尽量避开破溃的部位，先在其四周进行按摩，待局部溃疡愈合、血脉流通后，再在局部进行操作。

3. 按揉关元：让宝宝呈仰卧状，将掌心放在宝宝的关元穴（位于人体脐下3寸处），沿着顺时针的方向进行旋转按揉约2分钟。

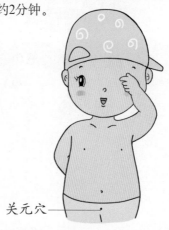

关元穴————

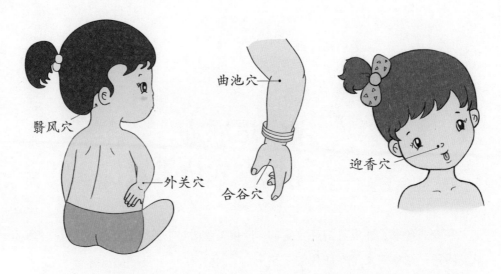

翳风穴

曲池穴

迎香穴

外关穴

合谷穴

如果宝宝冻疮发生在耳部，可加按揉外关、翳风穴各1分钟，再用大拇指和食指，相对用力搓擦宝宝的耳部，时间约3分钟。

如果冻疮发生在宝宝的鼻尖处，可加按揉迎香穴、合谷穴各1分钟，然后用大拇指指纹面轻擦宝宝的鼻部，以微微透热为宜。

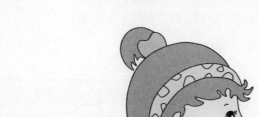

下关穴

颊车穴

牙关穴

如果冻疮发生在宝宝面部，可加按揉合谷穴约2分钟，按揉下关穴、牙关穴、颊车穴等穴位各1分钟，然后用大鱼际轻擦宝宝的面部，以微微透热为宜。

204

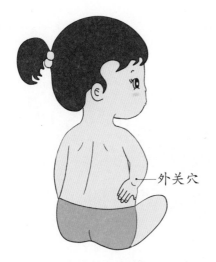

外关穴

如果冻疮发生在宝宝的手部，可加按揉曲池穴、合谷穴、外关穴（位于腕背侧腕横纹上2寸）各1分钟，然后两手掌相对，横搓宝宝上肢约2分钟。

如果冻疮发生在宝宝的足部，可加按揉足三里穴约1分钟，再用单掌搓擦患儿患侧的足底，以局部发热为宜。接着用手掌按压宝宝大腿内侧面约1分钟，再用同样的方法操作另一侧。

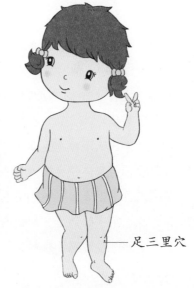

足三里穴

205

小贴士

在对宝宝的冻疮部位进行按摩时，应尽量轻柔，不可用力过猛，以免弄伤患部，弄痛宝宝。

宝宝体虚夜汗多，重在调理心、肺、肾三脏

206

宝宝的汗腺和神经系统正处于生长发育过程中，他们的新陈代谢旺盛，皮肤微血管分布多，含水量大，所以特别容易出汗。尤其是那些活泼好动的宝宝，白天不停地运动，产生了很多热量，但身体没有能力将多余的热量通过汗液散发，导致热量在体内积聚。晚上宝宝睡着了，产生的热量减少，交感神经敏感性减弱，身体便通过出汗的方式散发掉多余的热量，以维持正常的体温。这种出汗属于生理性出汗，宝宝入睡一两个小时就会消失，家长不必过于担心。以后随着宝宝年龄的增长，晚上出汗会逐渐减少。

如果宝宝整夜出汗，家长就要小心了，中医将这种症状称为"盗汗"。这时宝宝常常伴有五心烦热、口干口渴等症状。也有少数宝宝夜间出汗是疾病所致，其中以佝偻病最为常见。患这种病的宝宝，在夜晚盗汗时，伴有睡眠不安、烦躁、惊跳和不同程度的骨骼改变等症状。

本节的按摩手法主要针对小儿体虚盗汗。如果是疾病引起的出汗，一定要到医院治疗。

按摩治疗小儿体虚盗汗，以益气养阴为主，重在调理心、肺、肾三脏。具体按摩手法如下：

补肺经：约300次。

补肾经：约300次。

补脾经：约200次。

按揉涌泉穴：约200次。

拿捏脊部：约2分钟。

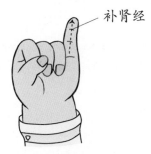

补肾经

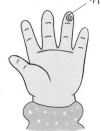

补肺经

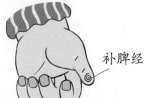

补脾经

207

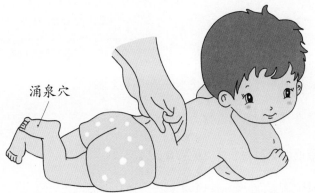

涌泉穴

拿捏脊部

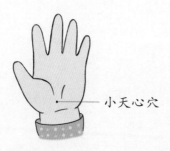

—— 小天心穴

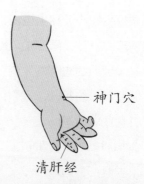

—— 神门穴

清肝经

如果宝宝夜间除了盗汗，还经常做噩梦哭闹，伴有手足心热等症状，则可能是阴虚火旺所致。可在上述按摩手法基础上加揉小天心穴300次、清肝经约200次、按揉神门穴约200次。

208

知道更多：小儿体虚汗多的调理

1. 对于体虚汗多的宝宝，可适当减少白天的活动量。晚上临睡前，不要给宝宝吃过多热的食物或喝过多热的饮料。要及时增减衣服和被褥，不要过厚。

2. 平时多给宝宝喝水，如果条件允许，可在水中加少许食盐。

3. 尽量少给宝宝吃过于辛辣、刺激的食物。

4. 及时替宝宝擦干汗液或者更换内衣，以免感冒。

5. 晚上睡觉时，可在宝宝的胸前或背后垫上小毛巾，湿后及时更换。

6. 宝宝的被褥或睡袋要经常晒晒太阳，以便杀菌消毒，保持干燥。

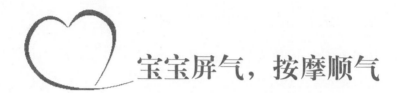

宝宝屏气，按摩顺气

现在孩子脾气特别大，一不如意就会哭闹，有时气得脸和嘴唇都紫了，甚至哭得一口气没上来，晕了过去。这种现象临床上称为婴幼儿屏气，经常发生在2岁以内的宝宝身上。婴幼儿屏气发作有一定的诱因，如疼痛、惊恐、生气等。宝宝先是短暂啼哭，然后声音嘎然而止，出现呼吸暂停，面色青紫或发绀，嘴唇发紫，严重者全身战栗或直挺，头颈和上肢朝后仰，意识短暂丧失，甚至出现四肢抽搐、昏厥等症状。待声音再次恢复时，一切又恢复如常。小儿屏气的时间一般比较短，1分钟以内就会结束，但严重者可能持续3~4分钟。

小儿屏气一般不需要药物治疗，所以家长不要惊慌。如果屏气时发生晕厥等状况，可以通过以下方式来解决：

1. 保持冷静和情绪稳定，尽量用柔和的语气对宝宝说话，切忌大声训斥。

2. 迅速将宝宝平放在床上，保持呼吸畅通。

3. 掐宝宝的人中穴，直到宝宝恢复自主呼吸。

4. 按揉印堂穴（印堂穴位于宝宝的面部，两眉头连线中点）约1分钟。

5. 按揉合谷穴：约1分钟。

如果宝宝出现短暂的心跳、呼吸停止，可进行人工呼吸，并拨打120电话求救。

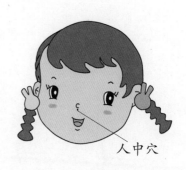

人中穴

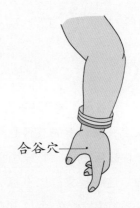

合谷穴

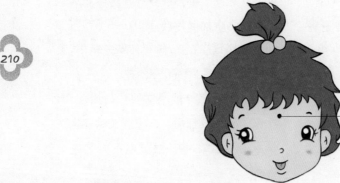

印堂穴

小贴士

6岁以后，宝宝屏气现象会逐渐消失。如果频繁出现屏气现象，应去医院就诊，并补充相应的营养素。

按摩脐部，告别脐突

脐部是宝宝身体比较薄弱的一个部位，一不小心便会引发这样或那样的病症。新生宝宝哭闹脐突，令家长十分头痛。脐突是新生宝宝的常见病症，由于宝宝脐部发育不全，或者啼哭过多，用力屏气，小肠脂膜突入脐中，就会形成脐突。一般情况下，绝大多数宝宝的脐突症状可以自动痊愈。

脐突的症状：脐部像个半球或气囊一样突起，用手指按压，肿物会推回到腹内。宝宝哭闹时，又会重新突出。宝宝脐部的皮肤颜色正常，精神和食欲也没有明显的改变，也没有其他的症状表现。

对于宝宝脐突，我们可以采用按揉脐部和压脐法来解决。

211

小贴士

如果超过两岁的宝宝还有脐突症状，则有可能是脐疝，家长要尽快带宝宝去专科医院就医，看看是否要手术修复。这种情况不能用按摩方法来治疗。

1.按揉脐部

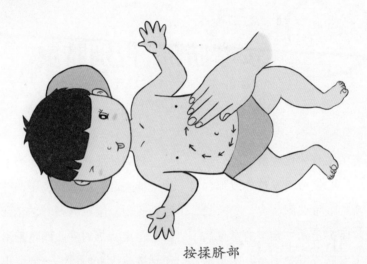

按揉脐部

　　家长将拇指指纹面放在宝宝脐部，轻柔地按压约200次。待脐突部位恢复正常后，再将手掌心放在宝宝脐部，沿着顺时针的方向按揉，力度要轻，用力要匀称。家长还可以按摩宝宝背部，具体做法：将手心放在宝宝背部，由上往下推，注意用力要适中。另外还可按揉照海穴300次。

2.压脐法

在脐部按摩10分钟，脐部的皮肤恢复正常时，家长可以用消毒纱布包裹一枚1元硬币，垫厚约1厘米，压在宝宝脐部，外面用纱布扎紧。1～2个月可痊愈。

若脐突过大，或是指按后不能恢复正常，宝宝又一直哭闹不安，则应考虑去医院就诊。

小贴士

如果宝宝有脐突症状，不要总是让孩子用力、哭闹、咳嗽或者发生便秘，家长应多抱抱他们。在给新生宝宝洗澡时，应避免让水接触宝宝的肚脐部位，以免发生感染。在按摩过程中，家长一定要注意揉按时宝宝的反应和手部的感觉，一旦发现异常需立即停止，并寻求专科医生的帮助。在实施压脐法时，需选择透气性比较好的纱布，以免造成宝宝皮肤的不适。

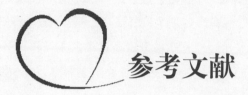参考文献

［1］杨继洲原著．靳贤补辑重编．黄龙祥整理．针灸大成［M］．北京：人民卫生出版社，2006

［2］严隽陶．推拿学［M］．北京：中国中医药出版社，2003

［3］王之虹，严隽陶，韩永和．中国推拿［M］．长春：长春出版社，2000

［4］萧言生．儿童经络使用手册［M］．南京：江苏文艺出版社，2007

［5］龚云林．小儿推拿密旨［M］．天津：天津科学技术出版社，2003

［6］郑庆增．伤寒论方证证治准绳［M］．大连：大连出版社，1998

小儿推拿常用穴位和功效　附录

 头面部的穴位和功效

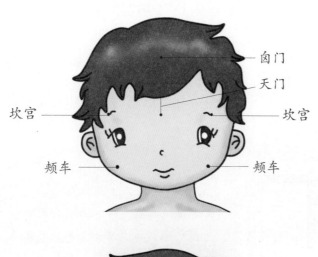

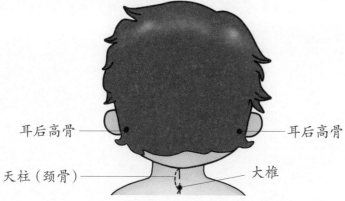

1. 天门穴

位置：位于两眉中间至前发际成一直线处。

手法：用双手两拇指指纹面由下向上交替做直推，称为推天门。

次数：30～100次。

应用：可治疗发热、头痛、感冒、精神委靡、心烦不安等症状。

小贴士

推天门具有疏风解表、开窍醒脑、镇静安神等作用。与推坎宫、揉太阳等合用，可治疗外感发热、头痛等症；与清肝经、按揉小天心等合用，可治疗心烦不安、躁动不宁、小儿夜啼等症状。

2. 坎宫

位置：指眉心至眉梢所成的一条直线。

手法：用两手大拇指指纹面由眉心向眉梢做分推，称为推坎宫，也叫分推眉阴阳。

次数：50～100次。

应用：可治疗外感发热、惊风、头痛、目赤痛、近视等症状。

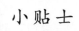

推坎宫具有疏风解表、醒脑明目、止头痛等作用。与推天门、揉太阳等合用，可治疗外感发热、头痛等症状；与清肝经、掐揉小天心、清天河水等合用，可治疗目赤肿痛等症状。

3. 颊车穴

位置：位于下颌角前上方约1横指，按之凹陷处。

手法：用拇指指纹面或中指指纹面按揉，称为按揉颊车。

次数：10～15次。

应用：可用于治疗牙痛、口眼歪斜等症状。

4. 囟门穴

位置：位于前发际正中直上2寸处，百会前骨陷中。

手法：用两拇指指纹面自前发际向该穴轮换推动，若囟门未合，推至边缘即可，称为推囟门。除了推法外，囟门穴还可用按法、揉法、摩法进行按摩操作。

次数：50～100次。

应用：推揉囟门穴具有镇惊安神、通窍等作用，可用于治疗惊风、神昏、烦躁等症状。

5. 耳后高骨

位置：位于耳后入发际高骨后下凹陷中。

手法：用两拇指指纹面或中指指端揉该穴。

次数：30～50次。

应用：可用于治疗头痛、惊风、牙痛、鼻炎、口眼歪斜等症状。

小贴士

推耳后高骨具有疏风解表等作用。与推天门、推坎宫等合用，可治疗感冒头痛。

6. 天柱（颈骨）穴

位置：位于后头骨正下方凹陷处，后发际正中至大椎穴。

手法：用拇指指纹面或食指、中指指纹面自上向下直推，
　　　称推天柱。

次数：100～500次。

应用：可用于治疗恶心、呕吐、项强、发热、惊风、咽痛
　　　等症状。

小贴士

推天柱具有降逆止呕、祛风散寒
等作用。与横纹推向板门、揉中脘等
合用，可治疗呕吐；与拿风池、掐揉
二扇门等合用，可治疗外感发热。

 胸腹部的穴位和功效

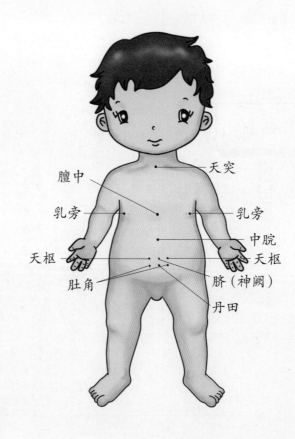

膻中　　　　　　　　天突

乳旁　　　　　　　　乳旁

　　　　　　　　　　中脘

天枢　　　　　　　　天枢

肚角　　　　　　　脐（神阙）

　　　　　　　　　　丹田

1. 天突穴

位置：位于胸骨切迹上缘凹陷正中处。

手法：可采用揉法、按法、挤捏法等。

次数：按揉30~50次，挤捏3~5次。

应用：可用于治疗咳喘胸闷、恶心呕吐、咽痛等症状。

小贴士

按揉、挤捏天突穴具有理气化痰、降逆止呕等作用。与按揉膻中、运八卦、揉中脘等合用，可治疗因气机不利、痰涎壅盛或胃气上逆所引起的痰喘、呕吐等症状。

223

2. 膻中穴

位置：位于体前正中线，两乳头连线之中点处。

手法：可采用按法、揉法、推法等。

次数：100～300次。

应用：可用于治疗胸闷、痰鸣、喘咳、呕吐、呃逆等症状。

小贴士

　　推揉膻中具有宽胸理气、止咳化痰等作用。与运内八卦、横纹推向板门、分推腹阴阳等合用，可治疗呕吐、呃逆、嗳气等症；与揉天突、搓摩胁肋、按揉丰隆等合用，可治疗痰吐不爽；与推肺经、揉肺俞等合用，可治疗喘咳。

224

3. 乳旁穴

位置：位于乳头外侧旁开0.2寸处。

手法：用中指指端揉该穴，称揉乳旁。

次数：50～100次。

应用：揉乳旁具有宽胸理气、化痰止咳等作用，可治疗胸闷、咳嗽、痰鸣、呕吐等症状。

4. 中脘穴

位置：位于人体上腹部的前正中线上，当脐中上4寸处。

手法：可采用揉法、按法、推法、摩法等。

次数：100～300次。

应用：可用于治疗腹胀、腹痛、呕吐、泄泻、食欲不振等症状。

小贴士

　　揉、摩中脘具有健脾和胃、消食和中之功效，可治疗腹胀、腹痛、泻泄、呕吐、食欲不振等病症，常与按揉足三里穴、推脾经合用。推中脘能降逆止呕，可治疗胃气上逆、嗳气呕恶等病症。

5. 腹部

位置：腹部。

手法：从剑突穴向下到脐部，用两手拇指指纹面从中间向两侧
做分推，称为分推腹阴阳；用手掌或四指指纹面沿脐部
向周围摩，称为摩腹。

次数：约1分钟。

应用：可用于治疗腹胀、腹痛、疳积、呕吐、便秘等症状。

小贴士

分推腹阴阳具有消食理气且降气等
作用。与推脾经、运内八卦、按揉足三里
穴等合用，可治疗乳食停滞或胃气上逆引
起的恶心、呕吐、腹胀等症状。

6. 脐部

位置：肚脐（又称神阙穴）。

手法：用中指指端或手掌根部做揉法，称揉脐；用手掌摩脐部，称摩脐。

次数：揉肚脐100～300次，摩脐部约3分钟。

应用：可用于治疗腹胀、腹痛、泄泻、便秘、疳积等症状。

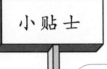

揉脐、摩脐，能够温阳散寒、健脾和胃、消食导滞，常用于治疗小儿腹泻、便秘、腹痛、疳积等症。

227

7. 天枢穴

位置：位于脐旁2寸处。

手法：用食、中二指的指纹面揉该穴，称揉天枢。

次数：100～200次。

应用：可用于治疗腹胀、腹痛、腹泻、便秘等症状。

揉天枢具有理气消滞、调理大肠等作用，与揉脐同时使用。可用于治疗因急慢性胃肠炎及消化功能紊乱引起的腹泻、呕吐、食积、便秘等病症。

8. 丹田穴

位置：位于脐下小腹处，即从神阙穴至关元穴（另有脐下2寸或脐下3寸之说）。

手法：用手掌心揉或摩该穴，称揉丹田或摩丹田。

次数：揉丹田100～300次，摩丹田约3分钟。

应用：可用于治疗腹泻、遗尿、脱肛等症状。

小贴士

揉、摩丹田具有温肾固本、温补下元、分清别浊等作用。与补肾经、推三关、揉外劳宫等合用，可治疗小儿先天不足、寒凝少腹及腹痛、遗尿、脱肛等病症；与清小肠、推箕门等合用，可治疗尿潴留。

9. 肚角

位置：位于天枢穴直下2寸。

手法：用拇指、食指、中指三指指纹面，由脐部向两旁深处拿捏，一拿一松为1次，称拿肚角。

次数：3～5次。

应用：拿捏肚角具有健脾和胃、理气消滞、止腹痛的作用，可用于治疗腹痛、腹泻、便秘等病症，特别是对寒性腹痛、伤食腹痛等效果更佳。

 腰背部的穴位和功效

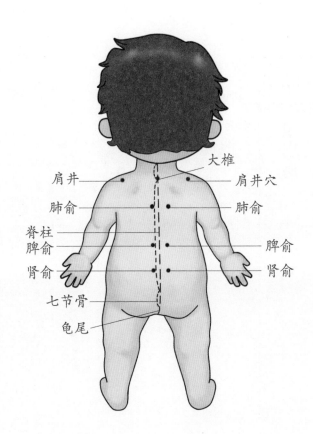

肩井—————————————大椎

肩井—————————————肩井穴

肺俞—————————————肺俞

脊柱
脾俞—————————————脾俞

肾俞—————————————肾俞

七节骨—————

龟尾—————

1.大椎穴

位置：位于背部正中线上，第七颈椎棘突（低头时最突出的椎骨）下凹陷中。

手法：用中指端揉该穴，称为揉大椎。也可采用拿法，称为拿大椎。

次数：50~100次。

应用：可用于治疗发热、咳嗽、项强等病症。

小 贴 士

揉大椎有清热解表作用，主要用于感冒、发热等症。此外，用食指、中指指纹面在穴位上提捏，至皮下轻度瘀血，对百日咳有一定疗效。

230

2. 肩井穴

位置：位于大椎穴与肩峰连线中点，为肩部最高处。

手法：将拇指指纹面与食指、中指指纹面对称用力提拿，
　　　称为拿肩井；用食指或中指指端按该穴，称为按
　　　肩井。

次数：拿肩井穴5～10次，按揉肩井穴30～50次。

应用：可用于治疗感冒、无汗发热、上肢抬举不畅等症状。

小贴士

231

　　拿、按肩井具有宣通气血、发汗
解表等作用，可治疗外感发热、无汗
等病症，通常用作按摩的结束手法，
称总收法。

3. 肺俞穴

位置：位于人体背部第三胸椎棘突下，左右旁开1.5寸处。

手法：用双手拇指指端或食、中指的指端轻揉该穴，称为揉肺俞；用双手拇指指纹面分别从肩胛骨内缘由上向下推动，称为推肺俞或分推肩胛骨。

次数：揉肺俞50～100次，推肺俞100～300次。

应用：揉肺俞、分推肺俞具有调肺气、补虚损、止咳嗽等作用，可用于治疗咳嗽、胸痛、胸闷等呼吸系统疾病引起的症状。

4. 脾俞穴

位置：位于人体背部第11胸椎棘突下，旁开1.5寸处。

手法：用拇指指端或食、中指指端揉该穴，称为揉脾俞。

次数：50～100次。

应用：可用于治疗呕吐、腹泻、疳积、食欲不振、水肿、四肢乏力等症状。

小贴士

揉脾俞具有健脾胃、助运化、祛水湿等作用。与推脾经、按揉足三里等合用，可治疗脾胃虚弱、乳食内伤、消化不良等病症；与揉中脘、按揉三阴交、按揉足三里等合用，可治疗呕吐；与揉胃俞、揉中脘、揉章门、揉足三里、揉关元俞等合用，可治疗泄泻；与揉肾俞穴、揉三阴交等合用可治疗消渴。

5. 肾俞穴

位置：位于人体腰部第二腰椎棘突下，旁开1.5寸处。

手法：用拇指指端或食、中指指端揉该穴，称为揉肾俞。

次数：50～100次。

应用：可用于治疗腹泻、遗尿、下肢痿软乏力等症状。

小贴士

揉肾俞具有滋补强壮、补肾益元等作用，与揉二马、补脾经、推三关等合用，可治疗肾虚腹泻或下肢瘫痪等病症；与揉太溪穴、揉三阴交穴等合用，可治疗糖尿病；与揉翳风穴、揉耳门穴等合用，可治疗耳鸣、耳聋等病症。

6.脊柱

位置：位于人体背部正中，在进行小儿推拿时，是指从第1胸椎至尾椎端，即从大椎穴至龟尾穴。

手法：用食指、中指二指指纹面由上向下做直推，称为推脊；用拇指指纹面与食指、中指二指指纹面拿捏脊部，称为捏脊，每捏三下将背脊提一下，称为捏三提一法。捏脊指从龟尾向上捏至大椎穴。

次数：推脊部100～300次，捏脊5～10次。保健用推脊部10～30次，捏脊3～5次。

应用：可用于治疗发热、惊风、疳积、腹泻、夜啼、便秘等症状。

234

小贴士

1. 捏脊具有调阴阳、理气血、和脏腑、通经络、培元气等作用，是小儿常用的保健按摩手法之一。与补脾经、补肾经、推三关、摩腹、按揉足三里等配合应用，可治疗先天和后天不足的一些慢性病症。

2. 推脊柱具有清热的作用，与清天河水、退六腑、推涌泉等合用，可治疗腰背强痛、角弓反张、下焦湿热等病症。

7. 七节骨

位置：位于人体背部第四腰椎至尾骨端成一线（也有由第二腰椎至尾骨端）。

手法：用拇指桡侧面或食指、中指二指指纹面由下向上或自上向下做直推，分别称推上七节骨和推下七节骨。

次数：100～300次。

应用：可用于治疗泄泻、便秘、脱肛等病症。

小贴士

1. 推上七节骨具有止泻的作用，可治疗腹泻、久痢、脱肛等病症。若与按揉百会、揉丹田等合用，可治疗气虚下陷引起的遗尿，脱肛等病症。

2. 推下七节骨具有泻热通便的作用，可治疗便秘等病症。

235

8. 龟尾

位置：位于人体尾椎骨端处。

手法：用拇指指端或中指指端揉该穴处，称揉龟尾。

次数：100~300次。

应用：可用于治疗泄泻、便秘、脱肛、遗尿等症状。

小贴士

揉龟尾具有通调督脉之经气、调理大肠等作用。该穴性平和，可以止泻，也可以通便，与揉脐部、推七节骨等合用，可治疗泄泻、便秘等病症。

 下肢的穴位和功效

237

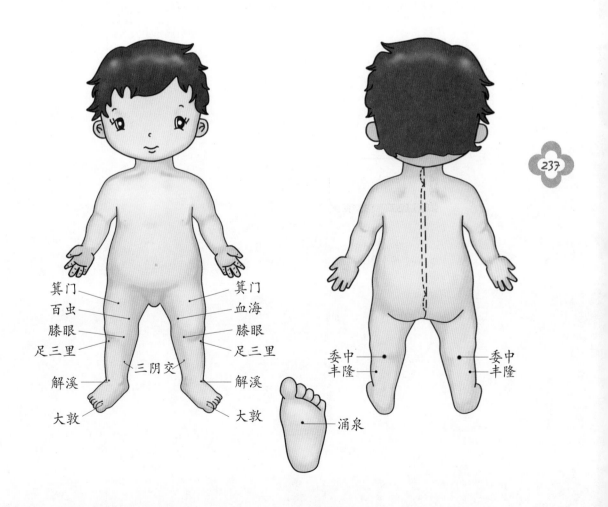

箕门
百虫
膝眼
足三里
解溪
大敦

箕门
血海
膝眼
足三里
三阴交
解溪
大敦

委中
丰隆

委中
丰隆

涌泉

1.箕门穴

位置：位于人体大腿内侧，膝盖上缘至腹股沟成一直线。

手法：用食指、中指二指指纹面自膝盖内侧上缘推至腹股沟，称推箕门。

次数：100～300次。

应用：可治疗小便赤涩不利、尿闭等症状。

238

小 贴 士

推箕门性平和，具有利尿的作用。与揉丹田、揉三阴交合用，可治疗尿闭；与清小肠合用，可治疗小便赤涩不利。

2. 血海穴(百虫)

位置：位于大腿内侧髌骨内侧端上2寸处，为股四头肌内侧头的隆起处。

手法：将拇指指纹面和食指、中指二指指纹面对称提拿，称为拿百虫；用拇指指端按揉该穴，称为按揉百虫。

操次数：拿百虫5～10次，按揉百虫10～30次。

应用：可用于治疗惊风抽搐、下肢痿痹不用、皮肤过敏等症状。

小贴士

拿、按揉百虫具有通经络、止抽搐等作用。与拿委中、按揉足三里等合用，可治疗下肢瘫痪及痹痛等病症。在用于治疗惊风抽搐时，手法宜强按。

3. 膝眼

位置：位于髌骨下缘，髌韧带内外侧凹陷中。

手法：将拇指、食指二指指纹面分别在两侧膝眼上按揉，称为按揉膝眼法。

次数：50~100次。

应用：可用于治疗下肢痿软无力、惊风抽搐等症状。

小贴士

按膝眼具有息风止痉等作用，用于治疗惊风抽搐时，宜掐按膝眼与拿委中合用。可治疗下肢痿软及膝痛等。

4. 足三里穴

位置：位于小腿外侧膝眼下3寸，胫骨外缘约一横指处。

手法：用拇指指纹面按揉该穴，称为按揉足三里。

次数：50~100次。

应用：可用于治疗腹胀、腹痛、呕吐、泄泻等症状。

小贴士

按揉足三里具有健脾和胃、调中理气、导滞通络、强壮身体等作用，多用于消化道疾患的治疗。与推天柱骨、分推腹阴阳合用，可治疗呕吐；与补大肠、推上七节骨合用，可治疗脾虚腹泻；与摩腹、捏脊等合用，可用于小儿保健按摩。

5. 三阴交穴

位置：位于小腿内侧，当足内踝尖上3寸，胫骨内侧缘后方。

手法：用拇指指纹面或中指端按揉该穴，称按揉三阴交。

次数：按20～50次，推时宜100～200次。

应用：可用于治疗遗尿、尿闭、小便短赤涩痛、消化不良、惊风等症状。

小贴士

按揉三阴交具有通血脉、活经络、疏下焦、利湿热、通调水道及健脾胃、助运化等作用，多用于治疗泌尿系统疾病。与揉丹田、推箕门合用，可治疗遗尿、癃闭等病症。

6. 解溪穴

位置：位于踝关节前横纹中点，两筋之间凹陷处。

手法：用拇指指甲掐该穴，称掐解溪。

次数：掐3～5次，揉50～100次。

应用：可用于治疗惊风、吐泻、踝关节屈伸不利等症状。

 小贴士

掐解溪具有解痉、止吐泻等作用，可治疗惊风、吐泻及踝关节屈伸不利、足下垂等病症。

 243

7. 大敦穴

位置：位于人体大拇趾（靠近第二趾一侧）甲根边缘约0.1寸处。

手法：用拇指指甲掐该穴，称为掐大敦。

次数：10～15次。

应用：可用于治疗惊风、四肢抽搐等症状。

244

小贴士

　　掐大敦具有解痉息风等作用。与掐老龙、掐十宣合用，可治疗惊风、四肢抽搐等病症；与掐内关、掐水沟等合用，可治疗癫、狂、痫和中风昏仆等病症。

8. 丰隆穴

位置：位于人体的小腿前外侧，当外踝尖上8寸，距胫骨前缘外侧二横指处，胫腓骨之间。

手法：以拇指指端或中指端按揉该穴，称为揉丰隆。

次数：50～100次。

应用：可用于治疗头痛、眩晕、咳嗽痰多等症状。

小贴士

揉丰隆具有和胃气、化痰湿等作用。与揉阴陵泉、揉商丘、揉足三里等合用，可治疗痰湿诸症；与揉肺俞、揉尺泽等合用，可治疗咳嗽痰多；与揉膻中、运内八卦合用，可治疗痰涎壅盛、咳嗽气喘等病症。

245

9. 委中穴

位置：位于人体腘横纹中点，当股二头肌腱与半腱肌腱的中间。

手法：用拇指、食指指纹面指拿该穴，称拿委中。

次数：3~5次。

应用：可用于治疗惊风抽搐、腰痛、下肢痿软无力等症状。

小贴士

拿委中具有止抽搐、通经络等作用。与揉膝眼配合，可治疗四肢抽搐、下肢痿软无力等病症；与揉肾俞、揉阳陵泉合用，可治疗腰痛；用挤捏法至局部出现痧痕瘀斑，可治疗中暑痧症。

10. 涌泉穴

位置：位于脚底足掌心前1／3凹陷处。

手法：用拇指指端按揉该穴，称为揉涌泉；用双手拇指指纹面轮流由足根推
　　　向足尖，称为推涌泉。

次数：揉涌泉30～50次，推涌泉100～300次，掐揉3～5次。

应用：可用于治疗发热、呕吐、腹泻、目赤、五心烦热等症状。

小贴士

247

（1）推涌泉具有引火归元、退虚热等作
用。与揉二马、运内劳宫等合用，可治疗五心
烦热、烦躁不安、夜啼等病症；与退六腑、清
天河水等合用，可治疗实热证。

（2）揉涌泉具有治吐泻的作用，左揉止
吐，右揉止泻。

（3）掐涌泉穴，可治惊风。

（4）久揉治眼病。

上肢的穴位和功效

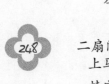

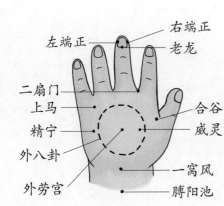

左端正　右端正
老龙
二扇门
上马
精宁
外八卦
外劳宫
合谷
威灵
一窝风
膊阳池

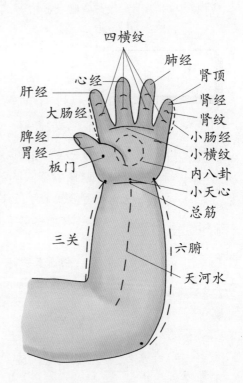

四横纹
肝经　心经　肺经
大肠经　　肾顶
脾经　　肾经
胃经　　肾纹
板门　　小肠经
小横纹
内八卦
小天心
总筋
三关　　六腑
天河水

1. 脾经

位置：位于拇指末节螺纹面。

手法：用拇指指纹面旋推脾经或将患儿拇指屈曲，循拇指桡侧边缘向掌根方向直推，称补脾经；将宝宝拇指伸直，在螺纹面由拇指指端向指根方向直推，称清脾经。

次数：100～500次。

应用：可用于治疗腹泻、便秘、痢疾、食欲不振、黄疸等病症。

小贴士

1. 补脾经具有健脾和胃、补气养神等作用。可治疗脾胃虚弱、气血不足而引起的食欲不振、肌肉消瘦、消化不良等病症。

2. 清脾经具有清热利湿、化痰止呕等作用。可治疗湿热熏蒸、皮肤发黄、恶心呕吐、腹泻、痢疾等病症。

2. 心经

位置：位于中指末节螺纹面。

手法：用拇指指纹面旋推心经，称为补心经；由指端向指根方向直推，称为清心经。

次数：100～500次。

应用：可用于治疗高热昏迷、五心烦热、口舌生疮、小便赤涩、心血不足、惊烦不安等病症。

小贴士

1. 清心经具有清热退心火等作用。与清天河水、清小肠经等合用，可治疗因心火旺盛而引起的高热神昏、面赤口疮、小便短赤等病症。

2. 补心经之法恐动心火，所以要慎用。如果出现因血气不足引起的心烦不安、睡卧露睛等病症，可以用补脾经代替。

3.肝经

位置：位于食指末节螺纹面。

手法：用拇指指纹面旋推肝经，称为补肝经；由指端向指根方向做直推，
      称为清肝经。

次数：100～500次。

应用：可用于治疗烦躁不安、惊风、抽搐、目赤、五心烦热、口苦咽干等
      症状。

小贴士

251

1．清肝经具有平肝泻火、息风镇惊、解郁
烦等作用，可治疗惊风、抽搐、烦躁不安、五心
烦热等病症。

2．肝经宜清不宜补，如果肝经虚需要补时，
可以先补后加清，或者以补肾经代替。

4. 肺经

位置：位于无名指末节螺纹面。

手法：用拇指指纹面旋推肺经，称为补肺经；由指端向指根方向做直推，称为清肺经。

次数：100～500次。

应用：可用于治疗感冒、发热、咳嗽、胸闷、气喘、虚汗、便秘等病症。

小贴士

1. 补肺经具有补益肺气的作用，可治疗肺气虚引起的咳喘气喘、虚汗肺经虚寒证。

2. 清肺经具有宣肺清热、疏风解表、化痰止咳等作用，可用于治疗感冒发热及咳嗽、气喘、痰鸣、便秘等肺经实热证。

5. 肾经

位置：位于小指末节螺纹面。

手法：用拇指指纹面由指根向指尖方向做直推，称补肾经；由指尖向指根方向做直推，称为清肾经。

次数：100～500次。

应用：可用于治疗先天不足、久病体虚、肾虚腹泻、遗尿、虚喘、膀胱湿热、小便淋漓刺痛等病症。

小贴士

1. 补肾经具有补肾益脑、温养下元等作用，可治疗先天不足、久病体虚、肾虚久泻、多尿、遗尿、虚汗喘息等病症。

2. 清肾经具有清利下焦湿热的作用，可治疗膀胱湿热、小便赤涩等症。肾经清法使用较少，大多以清小肠代替。

6. 大肠

位置：位于食指桡侧缘，为食指尖至虎口所成的一条直线。

手法：用拇指指纹面从食指尖向虎口做直推，称为补大肠；由虎口向食指尖做直推，称为清大肠。

次数：100～300次。

应用：可用于治疗腹泻、痢疾、便秘、脱肛等病症。

小贴士

1. 补大肠具有涩肠固脱、温中止泄等作用，可用于治疗虚寒腹泻、脱肛等病症。

2. 清大肠具有清利肠腑、除湿热、导积滞等作用，可治疗湿热、积食滞留肠道，身热腹痛、痢下赤白、大便秘结等病症。

7. 小肠

位置：位于小指尺侧边缘，为指尖到指根所成的一条直线。

手法：用拇指指纹面从指尖向指根做直推，称为补小肠；由指根向指尖做直推，称为清小肠。

功效：可用于治疗小便赤涩、遗尿、尿闭等病症。

应用：100～300次。

小贴士

1. 清小肠具有清利下焦湿热、泌清别浊等作用，可治疗小便短赤不利、尿闭、水泻等病症，与清天河水合用效果更佳。

2. 补小肠可用于治疗下焦虚寒、多尿、遗尿等病症。

8. 肾顶穴

位置：位于小指顶端。

手法：用中指或拇指端按揉该穴，称为揉肾顶。

次数：100～300次。

应用：揉肾顶具有收敛元气、固表止汗等作用，可以用于治疗自汗、盗汗或大汗淋漓不止等病症。

256

9. 肾纹穴

位置：位于手掌面，小指第二指间关节横纹处。

手法：用中指或拇指端按揉该穴，称为揉肾纹。

次数：100～500次。

应用：揉肾纹具有祛风明目、散瘀结等作用，可治疗目赤肿痛。常与清肝经、清心经合用。治疗口舌生疮、弄舌，常与清胃经、清心经、清天河水同用。治疗高热、呼吸气凉、手足逆冷，常与清肝经、清心经、清肺经、揉小天心、退六腑、清天河水、推脊同用。

10. 四横纹

位置：位于掌面食指、中指、无名指、小指第1间关节横纹处。

手法：用拇指指甲掐揉四横纹，称为掐四横纹；四指并拢从食指横纹处向小指横纹处做直推，称为推四横纹。

次数：掐四横纹每条横纹各掐5次；推四横纹100～300次。

应用：可用于治疗疳积、腹痛腹胀、气血不和、消化不良、惊风、气喘。

小贴士

1. 掐四横纹具有退热除烦、散瘀结的作用。

2. 推四横纹具有调中行气、和气血、消胀满等作用。

两种手法与补脾经、揉中脘等合用，可治疗疳积、腹胀、气血不和、消化不良等病症。

11. 小横纹

位置：位于掌面食指、中指、无名指、小指掌指关节横纹处。

手法：用拇指指甲掐小横纹，称为掐小横纹，3～5次；用拇指指纹面或桡侧侧推小横纹，称为推小横纹，100～150次。

应用：推掐小横纹具有退热、消胀、散结等作用，可治疗脾胃热结、口唇溃破及腹胀等病症。

258

12. 掌小横纹

位置：位于掌面小指根下，尺侧掌纹头。

手法：用中指指端或拇指指端按揉该穴，称为揉掌小横纹。

次数：100～300次。

应用：揉掌小横纹具有清热散结、宽胸宣肺、化痰止咳等作用，可治疗喘咳、口舌生疮、百日咳、肺炎等病症。

13. 胃经

位置：位于拇指掌面近掌端第一节处。

手法：用拇指指纹面旋推该穴，称为补胃经；由该穴向指根方向做直推，称为清胃经。

次数：100～500次。

应用：可用于治疗呕呃嗳气、烦渴善饥、食欲不振、衄血等症状。

小贴士

1. 清胃经具有清中焦湿热、和胃降逆泻胃火、除烦止渴等作用。与清脾经、推天柱、横纹推向板门等合用，可治疗脾胃湿热或胃气不和所引起的上逆呕恶等病症；与清大肠、退六腑、揉天枢、推下七节骨等合用，可治疗胃肠实热、脘腹胀满、发热烦渴、便秘纳呆等病症。

2. 补胃经具有健脾和胃、助运化等作用。与补脾经、揉中脘、摩腹、按揉足三里等合用，可治疗脾胃虚弱、消化不良、纳呆腹胀等病症。

14.板门穴

位置：位于手掌大鱼际平面。

手法：用拇指或中指指端揉该穴，称为揉板门或运板门；用拇指指纹面由指根向腕横纹做直推，称为板门推向横纹，反之称为横纹推向板门。

次数：推100～300次，揉50～100次。

应用：可用于治疗食积、腹胀、食欲不振、呕吐、腹泻、气喘、嗳气等症状。

小贴士

1. 揉板门具有健脾和胃、消食化滞等作用，可治疗乳食停积、食欲不振或嗳气、腹胀、腹泻、呕吐等病症。

2. 板门推向横纹具有止泻的作用。

15. 内八卦

位置：手掌面，以掌心为圆心，从圆心至中指根横纹约2／3处半径
　　　所作圆周。

手法：用拇指指纹面沿顺时针方向运内八卦，称顺运内八卦。

次数：100～300次。

应用：可用于治疗咳嗽、痰喘、胸闷纳呆、腹胀呕吐等病症。

小贴士

　　顺运内八卦具有宽胸利膈、理肺化痰、
行滞消食等作用，可治疗痰结喘咳等病症。
与推脾经、推肺经、揉板门、揉中脘等合用，
可治疗乳食内伤、腹胀、降闷、呕吐等病症。

16. 小天心

位置：位于大小鱼际交接处的凹陷中。

手法：用中指端揉该穴，称为揉小天心；用拇指指甲掐该穴，称为掐小天心；用中指关节或屈曲指间关节捣该穴，称为捣小天心。

次数：揉小天心100~300次；捣小天心10~30次。

应用：可用于治疗惊风、抽搐、烦躁不安、夜啼、小便赤涩、斜视、目赤痛、疹痘欲出不透等症状。

小贴士

1. 揉小天心具有清热、镇惊、利尿、明目等作用，可治疗心经有热而致的目赤肿痛、口舌生疮、烦躁不安或心经有热，移热于小肠而致的小便短赤等病症。此外对治疗新生儿的硬皮症、黄疸、遗尿、水肿、疮疖、疹痘欲出不透等亦有效。

2. 掐、捣小天心具有镇惊安神等作用，可治疗惊风抽搐、夜啼、惊燥不安等病症。与掐老龙、掐人中、清肝经等合用，可治疗惊风眼翻、斜视等病症。

17. 运水入土，运土入水

位置：位于手掌面，拇指根至小指根，沿手掌边缘的一条弧形曲线。

手法：用拇指指纹面由拇指脾经开始，沿手掌边缘，经小天心推至小指肾经结束，称为运土入水；反之称为运水入土。

次数：100～300次。

应用：可用于治疗小便赤涩、腹胀、呕吐、痢疾、便秘、食欲不振等症状。

小贴士

263

　　1. 运土入水具有滋补肾水、清脾胃湿热、利尿止泻等作用，可治疗小便赤涩频数、泄泻、痢疾等病症。

　　2. 运水入土具有健脾助运、润燥通便等作用，可治疗因脾胃虚弱所引起的完谷不化、腹泻、痢疾、便秘等病症。

18. 总筋

位置：位于掌后腕横纹中点。

手法：用拇指指纹面按揉该穴，称为揉总筋；用拇指指甲掐该穴，
称为掐总筋。

应用：揉总筋100～300次；掐总筋3～5次。

小贴士

1. 揉总筋具有清心经热、散结止痉、通调周身气机的作用。揉总筋可治疗口舌生疮、潮热、夜啼等实热证。

2. 掐总筋可治疗惊风抽搐等病症。

19. 老龙穴

位置：位于中指甲后一分许处。

手法：用拇指指甲掐该穴，称掐老龙。

次数：掐3～5次，或醒后即止。

应用：可用于治疗急惊风等病症。

小贴士

掐老龙有醒神开窍的作用，主要用于急救。如果小儿急惊暴死，或高热抽搐，掐之知道痛有声音的，较易治疗；不知道痛而没有声音的，一般难治。

20.端正穴

位置：位于中指甲根两侧赤白肉际处，桡侧称右端正，尺侧称左端正。

手法：用拇指指甲掐或拇指指纹面揉，称为掐、揉端正。

次数：掐5次；揉50~100次。

应用：可用于治疗鼻出血、惊风、呕吐、泄泻、痢疾等病症。

小贴士

1. 揉右端正具有降逆止呕的作用，可治疗胃气上逆而引起的恶心、呕吐等症；揉左端正具有升提的作用，可治疗水泻、痢疾等症病。

2. 掐端正与掐老龙、清肝经等合用，可治疗小儿惊风等病症。

3. 掐端正穴：可醒神开窍，止血。

21. 五指节

位置：位于掌背五指第一指间关节处。

手法：用拇指指甲掐该穴，称为掐五指节；用拇、食指指纹面揉搓该穴，称
为揉五指节。

次数：掐3～5次；揉搓30～50次。

应用：可用于治疗惊风、吐涎、惊躁不安、咳嗽风痰等病症。

小贴士

掐揉五指节具有安神镇惊、祛风痰、通关窍等作用。与掐老龙、清肝经等合用，可治疗惊躁不俞、惊风等病症；揉五指节与运八卦、推揉膻中等合用，可治疗胸闷、痰喘、咳嗽等病症。

经常揉五指节，有利于宝宝身体发育，可用于宝宝保健。

22.二扇门

位置：位于掌背中指根本节两侧凹陷中。

手法：用拇指指甲掐该穴，称为掐二扇门；用食指、中指按揉该穴，
称为揉二扇门。

次数：掐二扇门3～5次；揉二扇门100～500次。

应用：可用于治疗发热、咳喘、身热无汗等病症。

小贴士

掐揉二扇门具有发汗解表、退热平喘等作用。与揉肾俞、补脾经、补肾经等合用，可治疗体虚外感症。揉二扇门速度宜快，稍用力则多用于外感风寒。

267

23. 上马穴（又称二人上马）

位置：位于手背无名指及小指掌指关节后陷中。

手法：用拇指指端揉该穴，称为揉上马；用拇指指甲掐该穴，称为掐上马。

次数：掐上马3～5次；揉上马100～500次。

应用：可用于治疗虚热喘咳、小便赤涩淋漓、腹痛、牙痛、睡时磨牙等病症。

小贴士

揉上马具有滋阴补肾、顺气散结、利水通淋等作用，可治疗阴虚阳亢、潮热烦躁、牙痛、小便赤涩淋漓等病症。

24. 外劳宫穴

位置：位于手掌背中，与内劳宫相对处。

手法：用拇指指纹面揉该穴，称为揉外劳宫；用拇指指甲掐该穴，称为掐外
劳宫。

次数：掐外劳宫5~10次，揉外劳宫100~300次。

应用：可用于治疗风寒感冒、腹痛、腹胀、肠鸣、腹泻、痢疾、脱肛、遗
尿、疝气等症状。

小贴士

　　揉外劳宫可用于一切寒证，包括外感风寒、鼻塞流涕，以及脏腑积寒、完谷不化、肠鸣腹泻、寒痢腹痛、疝气等病症，且能升阳举陷。与补脾经、补肾经、推三关、揉丹田等合用，可治疗脱肛、遗尿等病症。

25. 威灵

位置：位于手背二、三掌骨歧缝间。

手法：用拇指指甲掐该穴，称为掐威灵。

次数：掐5次，或醒后即止。

应用：掐威灵具有开窍醒神的作用，可用于急惊暴死、昏迷不醒时的急救。

26. 精宁

位置：位于手背第四、第五掌骨歧缝间。

手法：以拇指指甲掐该穴，称为掐精宁。

次数：5次。

应用：掐精宁具有行气、破结、化痰等作用，可治疗痰食积聚、气吼痰喘、干呕、疳积、眼内胬肉等病症。体质虚弱者慎用。

27. 外八卦

位置：位于掌背外劳宫周围与八卦相对处。

手法：用拇指做顺时针方向掐运，称为运外八卦。

次数：100～300次。

应用：可用于治疗胸闷、肿胀、便结等病症。

小贴士

271

运外八卦具有宽胸理气、通滞散结等作用。与摩腹、推揉膻中等合用，可治疗胸闷、腹胀、便结等病症。

28. 一窝风

位置：位于手背腕横纹正中凹陷处。

手法：用拇指指端揉该穴，称为揉一窝风。

次数：100~300次。

应用：可用于治疗腹痛、肠鸣、关节痹痛、伤风感冒等病症。

小贴士

揉一窝风具有温中行气、止痹痛、利关节等作用。与拿肚角、推三关、揉中脘等合用，可治疗受寒、食积等原因引起的腹痛等病症。同时，揉一窝风也具有发散风寒、宣通表里等作用，对治疗寒滞经络引起的痹痛或感冒风寒等症也有效。

29. 膊阳池

位置：位于手背一窝风后3寸处。

手法：用拇指指甲掐或指端揉该穴，称为掐膊阳池或揉膊阳池。

次数：掐膊阳池3～5次；揉膊阳池100～300次。

应用：可用于治疗吐泻、头痛等病症。

小贴士

掐揉膊阳池具有止头痛的作用，对于感冒头痛有奇效。

273

30. 三关

位置：位于前臂桡侧，为阳池至曲池所成的一条直线。

手法：用拇指桡侧面或食指、中指指腹由腕部向肘部做直推，称推三关；屈曲患儿拇指，由拇指外侧端向肘部做直推，称为大推三关。

次数：100～300次。

应用：可用于治疗气血虚弱、病后体虚、阳虚肢冷、腹痛、腹泻、斑疹白痦、疹出不透以及感冒风寒等病证。

小贴士

推三关性温热，具有补气行气、温阳散寒、发汗解表等作用，可治疗一切虚寒病证，对非虚寒病证宜慎用。与补脾经、补肾经、揉丹田、捏脊、摩腹等合用，可治疗气血虚弱、命门火衰、下元虚冷、阳气不足引起的四肢厥冷、面色无华、食欲不振、疳积、吐泻等病症；与清肺经、推攒竹、掐揉二扇门等合用，可治疗感冒风寒、怕冷无汗或疹出不透等病症。

31. 天河水

位置：位于前臂正中，为总筋至洪池所成的一条直线。

手法：用食指、中指二指指腹由腕部向肘部做直推，称为清天河水；用食指、中指二指蘸水自总筋处，一起一落弹打如弹琴状，直至洪池，同时一面用口吹气随之，称打马过天河。

次数：100～500次。

应用：可用于治疗外感发热、潮热、内热、烦躁不安、口渴、弄舌、重舌、惊风等症状。

小贴士

1. 清天河水性微凉，较平和，具有清热解表、泻火除烦等作用，可治疗五心烦热、口燥咽干、唇舌生疮、夜啼等病症。与推攒竹、推坎宫、揉太阳等合用，可治疗感冒发热、头痛、恶风、汗微出、咽痛等病症。

2. 打马过天河的清热作用要大于清天河水，多用于实热、高热等证。

3. 清天河水的做法，推时节奏宜快，每分钟约200次。节奏慢了，效果会大减。

275

32. 六腑

位置：位于前臂尺侧，为阴池至肘所成的一条直线。

手法：用拇指指纹面或食指、中指指纹面由肘部向腕部做直推，称退六腑。

次数：100～500次。

应用：可用于治疗高热、烦渴、惊风、鹅口疮、弄舌、重舌、咽痛、腮腺炎和大便秘结干燥等症状。

小贴士

1. 退六腑性寒凉，具有清热、凉血解毒等作用。可治疗温病邪入营血、脏腑郁热积滞、壮热烦渴、腮腺炎及肿毒等实热证。与补脾经等合用，可有效止汗。如果患儿平时有大便溏薄、脾虚腹泻等症状，要慎用本法。

2. 退六腑与推三关为大凉大热的按摩手法，可单独使用，也可以一起使用。如果患儿气虚体弱、畏寒怕冷，可单独推三关；如果为高烧烦渴、发斑等，可单独使用退六腑；如果两穴合用，可以平衡阴阳，防止大凉大热，免伤正气。